徐文兵 著

黄帝内经的智慧

U0344031

科学技术文献出版社
SCIENTIFIC AND TECHNICAL DOCUMENTATION PRESS

徐文兵

著

黄帝内經的智慧

人活着应该有『智』，更要有『慧』

科学技术文献出版社
SCIENTIFIC AND TECHNICAL DOCUMENTATION PRESS
·北京·

图书在版编目 (CIP) 数据

黄帝内经的智慧 / 徐文兵著 . —北京：科学技术文献出版社，2021.7（2024.4 重印）
ISBN 978-7-5189-7964-6

Ⅰ.①黄… Ⅱ.①徐… Ⅲ.①《内经》—研究 Ⅳ.① R221

中国版本图书馆 CIP 数据核字 (2021) 第 108502 号

黄帝内经的智慧

策划编辑：王黛君　责任编辑：王黛君　宋嘉婧　责任校对：张吲哚　责任出版：张志平

出 版 者　科学技术文献出版社
地　　址　北京市复兴路 15 号　邮编 100038
编 务 部　（010）58882938，58882087（传真）
发 行 部　（010）58882868，58882870（传真）
邮 购 部　（010）58882873
官方网址　www.stdp.com.cn
发 行 者　科学技术文献出版社发行　全国各地新华书店经销
印 刷 者　艺堂印刷（天津）有限公司
版　　次　2021 年 7 月第 1 版　2024 年 4 月第 5 次印刷
开　　本　710×1000　1/16
字　　数　134 千
印　　张　12
书　　号　ISBN 978-7-5189-7964-6
定　　价　59.90 元

第一章 中国人的活法

第二章 生病都是自作自受

第三章 自《黄帝内经》出现的两千多年以来，人的病理情况没有太大的变化

第四章 做一个走运的人，做一个尽可能全乎的人

第五章 关爱身边的女人，从了解她的生理变化特点开始

第六章 男人应该活得像个男人的样

第一章

中国人的活法

养生之道的"道"指的是方向。"道"字上面是"首"，代表人的头；底下是"之"，代表方向。我们说的养生之道，就是要掌握人或自然的本性，知道往哪儿努力。

乃问于天师曰：余闻上古之人，春秋皆度百岁，而动作不衰；今时之人，年半百而动作皆衰者，时世异耶？人将失之耶？

岐伯对曰：上古之人，其知道者，法于阴阳，和于术数，食饮有节，起居有常，不妄作劳，故能形与神俱，而尽终其天年，度百岁乃去。

1. 养生有道，不能顺着自己的心情来

* 我们自称是炎黄子孙，但其实多是"不肖子孙"

我们自称是炎黄子孙，但其实多是"不肖子孙"。什么叫"不肖"？古人讲"肖"是相像的意思。比如，我们画一幅肖像，如果比较传神，叫"惟妙惟肖"。但我们现在除了长得像祖先以外，我们的价值观、信仰、生活方式、穿着打扮，已经跟他们相去甚远了。所以，现在有一种趋势就是逐渐回归到自然，回归到传统。

黄老哲学是中华文明的根，亲近自然、回归传统，让我们从解读《黄帝内经》入手。

我们就以《黄帝内经·素问》的第一篇《上古天真论》为线索，看看在远古时期，我们的祖先是怎么认识自然、认识人体，以及怎么去养生、保健、治疗的。

* 养生要掌握人或自然的本性，知道往哪儿努力

养生之道，首先要了解人或自然的本性，由此才能明确方向，知道往哪儿努力。我们不能顺着自己的心情去养生，而要遵循自然规律。

　　什么叫"养生"？我们想一想，当你养一盆花，养一个宠物的时候，是不是要先了解它的本性是什么，而不能顺着自己的心情养。你觉得它渴了就浇水，你觉得它饿了就施肥，可是由着自己的性子养这些植物的时候，最后的结果是什么？养花养成花盆了——植物都死了，花盆留了一堆。所以，养生的基本要求是，你要了解它的本性。

　　养生之道的"道"指的是方向。"道"字上面是"首"，代表人的头；底下是"之"，代表方向。我们说的养生之道，就是要掌握人或自然的本性，知道往哪儿努力。

2. 为什么远古的人能活一百多岁，而且动作一点都不显衰弱？——"余闻上古之人，春秋皆度百岁，而动作不衰"

在《黄帝内经·素问·上古天真论》里，黄帝向他的老师岐伯请教："余闻上古之人，春秋皆度百岁，而动作不衰"翻译成白话文就是：老师啊，我听说在远古的时候，我们的祖先都能活一百多岁，而他们的动作一点儿都不会显得衰弱，为什么现在的人手脚活动就不太灵便了呢？

*"动"是动脚，"作"是五指张开，指动手

我们现在都是说动作，但古人的行文用字和我们不大一样。什么叫"动"，什么叫"作"呢？

繁体字的"动"是这么写的——"動"，左边是"重"，右边是"力"。它指的是用我们的脚发力。"重"的左边加一个"足"，就是"踵"，脚后跟的意思。道家还有个说法叫"踵息"，意思是说脚后跟也会呼吸。

我们都知道，练武功的时候，脚尖一挑，脚后跟发的力全部到全身。我们在练一些内家功如太极拳的时候，有一个要求叫"力由足底起"。当脚后跟着地的时候，力量能通过脊柱传遍全身。所以说，动是指动脚。而作呢，是五指张开，是指动手。作业、作品、作坊等指的都是动手。

黄帝观察到，当时的人年纪不到五十，手脚就不那么灵活了。就是说，动作的频率、幅度、力量都衰弱了。

"衰"是古人专门描写人的力、气、色的词。我们说人年老色衰，指的就是这种感觉。

* "身"和"体"谁更重要？毫无疑问是"身"

大家看过蜥蜴吗？当蜥蜴遇到危险的时候，它会怎么做？会自断小尾巴逃生，就是舍去末端梢节来保护自己的身体。

人也有一种自我保护的本能，当气血不够的时候，先保护谁呢？人会先保护重要的部位，也就是我们的躯干，保证身躯的气血供应，就是让流向四肢末梢的气血减弱。这个时候我们就知道，人老以后，手脚的精细活动，比如，捏针就不那么灵便了，这是黄帝观察到的现象。

这就又引出两个字："身"和"体"。"身"指躯干，"体"指肢体、末梢。我们经常说有的人"四体不勤，五谷不分"，四体不勤就是不动胳膊不动腿。"身"和"体"谁更重要呢？毫无疑问是身。

* 为什么现在年过五十的人动作皆衰的不多，猝死的多？

现代人经常去健身房，是去健身还是健体？是合乎养生之道还是舍本求末？

如果把黄帝的问题挪到现在问，我们发现，现在人年过五十，动作皆衰的不多。什么人多？猝死的人多。我不用举例子，影视明星、名人，大家看看……

现在我们有高科技，有手段，比如，健身房，为什么呢？有的人手脚不灵便的时候要去锻炼，强迫自己把气血从躯干分流到四肢，动作显得还是那么矫健，可是哪里虚了？供应心脑的气血不够了。所以，现在的很多人不是动作皆衰，而是猝死。

有人问，徐老师，您现在的这番话，给特别不愿意去健身房的人提供了一个借口。所以您是不是在说，为了不猝死，请大家不要去健身房？

其实，"健身房"用字不当，应该是"健体房"，它不是健身房。

什么叫"健身"呢？大家想一想，我们中国人传统的健身方式，不是现在的人在跑步机上运动，而是站桩——站得像桩子一样，手脚都不动。那么哪儿动？所有的胃肠开始蠕动，这叫"健身"。

现在的人为什么不懂如何正确健身呢？因为活得太自我、太刻意，不愿放弃后天的那套东西。所以，他就回不到道和自然，这也是我讲《黄帝内经》要强调的一个重要的理念——让身心回归自然。

从古至今，人类追求健康长寿的梦想从来就没有停止过。二十一世纪的今天，人们迫于竞争的压力，正在用透支身体的方式，换取短暂的经济与物质回报，然而这种杀鸡取卵式的做法，导致的后果就是未老先衰，甚至英年早逝。那么如何改善这一令人担忧的现状呢？

最根本、最重要的是什么？是道、方向。方向对了，比什么都重要。

3. 到底是天时、人世变化，还是我们失去了顺应时世变化的能力导致早衰呢——"今时之人，年半百而动作皆衰者，时世异耶？人将失之耶？"

* 上古时期，季节只有春、秋两季

黄帝提出前面这个问题后，又说："我发现，现在人们年半百而动作皆衰。"

这是为什么呢？他接着问："时世异耶？人将失之耶？"

这个"时"，就是时间的时，不是指小时，而是指季节。"好雨知时节，当春乃发生"，这个"时节"指的就是季节。中医讲四时阴阳，讲的是四季。

《黄帝内经》为什么说四季不同了呢？我们再看前一句话："余闻上古之人，春秋皆度百岁"。那时一岁有几个季节呢？

上古时期，中原包括四川地区，都是很温暖、很湿润的地方。在四川，我去三星堆参观，那里出土了很多象牙，它不是从别的地方运来，当地就有。

我们把历史称为春秋，原因就在于，在上古时期，季节只有两季——

春、秋。后来气候变化出现了四季，所以黄帝说，是不是现在有了四季，和古代不同，才导致我们"年半百而动作皆衰"？

温带和热带的植物是不一样的，热带的植物早熟。生活在热带地区的人吃的东西与温带的人也不一样。气候不一样，导致了生理的变化。

* 一世人，正好隔三十年

"世"是什么意思呢？我们经常说世界、人世、世道，"世"字是一个十和一个二十，加起来就是三十。一世是三十年。

《黄帝内经》认为，男人到了三十岁左右，是生命力最旺盛的时候，这时生孩子是最好的。所以我们说一世人，正好隔三十年，所谓代沟，也是从这里得来的。到了唐朝，李世民要避讳"世"，就用"代"来代替。有些人为了早抱孙子，让孩子不到二十岁就结婚生育，一世慢慢就缩短了。所以这个"时世异耶"，一是讲天时的变化；一是讲人世的变化。到底是天时、人世变化产生这种影响，还是我们失去了顺应时世变化的能力？黄帝的问题很深刻。

4. 如果人得病，就是阴或阳出现了偏颇——"岐伯对曰：上古之人，其知道者，法于阴阳，和于术数"

*什么叫"知道"？方向对了，比什么都重要

对于黄帝提出的"今时之人，年半百而动作皆衰者，时世异耶？人将失之耶？"这个问题，黄帝的老师岐伯是怎么回答的呢？

岐伯曰："上古之人，其知道者，法于阴阳，和于术数。"岐伯讲的第一点是什么？"知道"。什么叫"知道"？我们现在把"知道"当成一个动词来讲，其实它是一个动宾词。什么是道呢？首先，可以理解为自然变化的规律。你顺着或者你打算顺着这个规律走的前提是，你要知"道"。自然界的变化规律是不以人的意志为转移的。

另外，从道家传承来讲，强调四个字："道法术器"。"道"是天道；"法"是人定的，就是说你应该怎么跟着"天道"去做；"术"是技术层面上的操作方法；"器"是指有形的物质或工具。

道、法、术、器的层次是不一样的。

现在人们都说养生，"形而下者谓之器"，我们吃什么、喝什么？有的人讲养生之术，比如，我们要敲胆经、捏耳朵等；还有人讲养生之法。

我要讲的是什么？养生之道。为什么叫"养生之道"？举个简单的例

子，我跟张老师开车去广州，他开奥迪，我开奥拓，谁先到广州？不一定。有个成语叫"南辕北辙"，故事的主人公夸耀自己的马车有多好，结果方向错了。他的技术越高，马车的质量越好，背离目的地越远。所以，很多人在讥讽、看不起古典医学的时候，往往是从用的东西、技术手段上说它不科学、不先进。我要说，方向对了，比什么都重要。

* 根据太阳、月亮的变化，跟着它的步调走，就是合法； 违背了这个，就是非法——"法于阴阳"

第二点叫"法于阴阳"，什么意思？"法"就是古代的历法。中国古代有两套历法，一套是阳历，一套是阴历。阳历就是我们的二十四节气，我们中国人用阳历来指导工作，而中国是农耕社会，其实阳历就是用来指导我们的农耕。阴历指什么呢？阴历是根据月亮阴晴圆缺的变化来制定的，用来指导中国人的生活，我们的很多传统节日都是根据阴历制定的。阳历跟现在我们所用的西历节气对应的日子基本上差不了一两天。比如，立春，一般都在 2 月 4 日或 5 日，冬至一般都在 12 月 22 日或 23 日。

春雨惊春清谷天，

夏满芒夏暑相连。

秋处露秋寒霜降，

冬雪雪冬小大寒。

中国人把阳历的变化讲得很细，五天作为一个时间段，周围的动植物相应就有一个变化，称为候；十五天，称为气。我们经常说的气候变化，其实是一个量词。下一个就是节，两个气为一节。九十天为一季。这就是我们说的气候、节气。

我们的工作和生活是分开的。的确，阴跟阳是要分开的。我们的很多传统节日都是根据阴历来制定的，因为古人观察到月亮的阴晴圆缺会对人的情绪、情感，以及气血的运行产生微妙的影响。我们开始推：正月初一是我们的第一个节，然后是二月初二龙抬头，四月初八要上庙，五月端午节要吃粽子，六月初六西葫芦熬羊肉，七月初七乞巧节，八月十五中秋节，九月初九重阳节，腊月初八腊八节，腊月二十三小年，大年三十除夕。

现在，很多农村还保留着这种非常好的传统，它的集市赶场都是用阴历的日子来定的，这就是我们中国人的传统，叫"法于阴阳"。**根据太阳、月亮的变化，跟着它的步调走，就是合法；违背了这个，就是非法。**

"法于阴阳"的意思是，我们在日月星辰的影响下，作为一个自然产物，要随着自然的变化而变。

* 阴阳失调以后怎么办？ "和于术数"

万一你没有"法于阴阳"，阴阳失调了以后怎么办呢？这就必须了解岐伯说的第三句话："和于术数"。

《黄帝内经》是一部关于天地宇宙、生命现象的伟大著作，是中国首部探讨生命意义的百科全书，神医岐伯在回答黄帝提出的古人为什么能活到天年这个问题时讲，除了要"法于阴阳"，更要"和于术数"，如果想把健康掌握在自己手中，那么"和于术数"就是最好的方法。

什么叫"和于术数"？什么叫"和"？孔子说过一句话，"君子和而不同，小人同而不和"。那么"和"的前提是什么？是不同。比如说我们炒菜有酸、苦、甘、辛、咸五味，你把同样味道的食物放在一起炒，炒出来的菜你想想，比如，辣椒炒大蒜、辣椒炒韭菜，味道都是辛辣的，你觉得好吃吗？它们味道是一样的，这叫"同"。

什么叫"和"呢？酸甜口的，酸辣口的，比如，我们做酸辣汤用点儿胡椒面，吃完后发汗太多，收不住怎么办？放点儿醋。吃起来很舒服的感觉，这就叫"和"。

我们讲阴阳和，首先阴和阳是不一样的，为什么能在一起呢？因为它们达成了一种默契和平衡。所以，当大家都发出同一种声音时，这不叫"和"，叫"谐"。

"和于术数"指的是什么？万一你没有"法于阴阳"，阴阳失调了怎么办？中医有一句话叫"孤阴不生，独阳不长"。人体是一个阴阳的合体，如果人得病，就是阴或阳出现了偏颇，这时需要你去矫正它。

怎么矫正呢？需要有个懂得术和数的人，帮你调和一下——阳多的时候，要么减点儿阳，要么加点儿阴；阴多的时候，要么去点儿水，要么温补点儿阳。让你回到中立、平衡的状态，这叫"调和"。

谁是调和的高手，首先是谁？大夫。

古代的大夫被称为"术士"——懂得"术"的人，中医被称为"方术"。

我们听过"上医医国""不为良相，愿为良医"。真正调和的高手是当时做宰相的人，他治大国若烹小鲜，调和得好，全体人民跟着他享福。

* 要在工作中学会调整身心健康，至少不要让工作伤害自己的身体

"术"还有一个含义是自我调节。韩愈在《师说》里说："闻道有先后，术业有专攻。"这里的"术"指什么呢？指的是你平生学到的本事，从事的职业。

其实，"术"对身心健康也起着"和"的作用。孟子说："矢人惟恐不伤人，函人惟恐伤人。"这句话是说，造箭的人唯恐自己做的箭头不锋利，不能把人射死，他的工作就是培养恶毒、憎恨的心。而那个做盔甲的人呢？想的是我一定要把盔甲、盾牌做得厚实坚固，把人保护好，他的职业发的是善心。

孟子接着说："巫匠亦然。"（在古代，巫和医是不分的。）大夫生怕自己的技术不好，不能拯救人，他发的是善心。而做棺材板的人，想的总是怎么没多死几个人呢？棺材卖不出去了，他发的是恶心。

关于职业，古人认为，你如果选择跟自己内心相矛盾、相抵触的职业，就是最下贱的职业，而不以收入来衡量。如果选择了喜欢的工作，而且不压抑自己的情绪，不跟自己拧巴，就能活得长久。

"术"对我们每个人的身心健康都有影响。如果你不懂得调和，可能就会出问题。为什么有些演员英年早逝、自杀？这说明什么？他们没有做到《黄帝内经》讲的"术"。他们全身心投入到角色中，导致入戏太深，出不来了。好演员应该是入戏快，出戏也快，这需要一种定力，也需要一种能力。

　　我曾经听说过这么一个故事。武则天时期，有个人叫娄师德，他的才能得到武则天的赏识，招来很多人的嫉妒。在他弟弟外放做官的时候，他交代："我现在得到陛下的赏识，已经有很多人在陛下面前诋毁我了，所以，你这次在外做官一定要事事忍让。"

　　他弟弟就说："就算别人把唾沫吐在我的脸上，我自己擦掉就是了。"

　　娄师德说："这样还不行，你擦掉就是违背别人的意愿，你要想让别人消除怒气，就应该让唾沫在脸上自己干掉。"

　　做政治家、管理者或任何职业，都要跟不同人打交道，会受到事情对情绪、情感的影响，如果你没有很强的平衡能力，就会被职业所伤。这是黄帝的老师岐伯强调的第二点，也就是孟子说的那句话："术不可不慎"。要在工作中学会调整身心健康，至少不要让工作伤害自己的身体。

5. 吃喝要有"节"——"食饮有节"

* 吃喝要跟着节气走，不要人造水土不服

岐伯接着说："食饮有节"。这就落实到具体了，但他没说你该吃什么、喝什么。他讲的是什么？"节"！节制、节奏。这是什么意思呢？

首先，节的本意是停顿。我们说"过年""过节"，其实就是停顿一下，别太辛劳。岐伯在这里讲的是，第一，吃什么、喝什么，要跟着节气走。现代人吃什么？吃的都是反季节的水果、蔬菜、粮食，这确实很先进，但符合养生之道吗？不符合。为什么？

我们既然是自然的产物，一方水土养一方人，而且春生、夏长、秋收、冬藏，不同季节出产的食物是不一样的。自然出产什么，方圆百里出产什么，到什么节气你吃什么，就会活得很自然。可是我们现在呢？非要刻意追求一些新鲜、奇怪的食物。

什么叫"水土不服"？以前，你出差到了一个地方，吃了那里的食物不太适应，总得吐和拉一阵儿，最后才适应。现在先进了，可以坐在北京，把外地的食物空运、陆运、海运过来，这叫什么？人造水土不服。

我们会在冬天吃到海南、云南运来的蔬菜，大家觉得，我吃到绿色蔬

菜很有营养。但是请想想，在冬天我们的气血是封闭收藏的，当你吃到绿色蔬菜的时候，身体得到一个什么信号？春天来了，生发吧、脱衣服吧，然后一开放，外面是风刀霜剑严相逼，最后感冒了。

因此，我们现在的生活总是给身体的本神和原神一种错误的信息，导致身体也不知道是白天还是晚上，不知道是春天、夏天、秋天还是冬天，最后闹得人精神错乱。

我在海口、广州待过，在当地吃刚摘下来的水果时，感觉很甜、很香、很享受。可我在北京吃就不是那个味，为什么？为了运输保鲜，商家提前把没熟的水果捂熟。当你吃着觉得不对劲的时候，就说明它错了。这个不对劲是谁告诉你的？不是上学学来的，也不是你读中医书读来的，而是你先天的本能告诉你：这好像有点儿不对。

这就是"食饮有节"，自然一些，不要吃反季节不合时令的食物，偶尔浅尝辄止可以，天天把它当成饭吃就错了。

又比如，秋天的苹果正好适应了季节干燥的特点，所以吃的时候感觉很滋润。但现在保鲜技术发达以后，到了春天万物生发需要发散的时候，大家还在吃苹果，这就是人为地制造矛盾。

大家不要先拿精力、时间、财力制造疾病，再拿精力、时间、财力去治病。等于一只手掏钱，往另一只手放 GDP，好像拉动俩，最后呢，等于零。这叫"人为地制造痛苦"。

人可以不"知"，但一定要有"觉"。跟着先天本能的那种健康的感觉走，或者学一下古人的养生之道，跟着节气时令走，这就是我们说的要讲节气。

* 吃饭要讲节奏

前面讲了饮食要跟着节气走。第二，吃饭要讲节奏。

比如，有的人吃饭"狼吞虎咽"，我见过一些很着急、很上火的人吃饭。他说："徐大夫，将来科技发展，咱们能不能安个拉锁，一拉开把饭倒进去，然后合上就完事了。"就急成这样。

我看到一些人吃饭，恨不得嗓子眼里伸出手抓这些食物。他们为什么这么吃饭？因为他们被一种"病邪"或"邪火"窜动着，失去了节奏。

胃是一团肌肉，有节奏地蠕动着，你顺着它的节奏一点一点地吃、慢慢吃，这时谁作主？胃作主，它会掌握节奏。结果你狼吞虎咽，完全打乱了这个节奏。所以很多消化不好的人，他们吃完饭后，感觉饭就在上面搁着，不下去。为什么？食饮无节。

* 吃饭要有节制

现在很多人得的病都是饮食不节制导致的。以前吃不饱穿不暖的时候，也谈不上节制。现在人们都富裕了，有足够的能力去吃去喝，这时候就容易犯一个错误，叫"恣情纵欲"。中医反对禁欲，不是让人不吃不喝，辟谷节食，甚至不让吃这个不让吃那个；但我们也反对纵欲，就是放纵自己的食欲。

健康的小孩子到饭点吃饭，吃完以后就不吃了，再怎么劝都不吃了，为什么？因为他有一种本能保护，知道自己吃饱了、吃好了。现代人也知道自己吃饱吃好了，但有两个问题：一是吃饱了以后又有应酬，好东西又上来了，还想吃怎么办呢？就会加大对胃肠的刺激。什么食物开胃呢？辣的食物开胃，本来你觉得吃饱了，被辣的食物一刺激又能吃了。二是现在的食品中盐、味精、鸡精过度地放入调味。我们晚上去外面吃饭，打包回来，第二天早上尝，会觉得特别咸。

现在人们做饭越来越辣、越来越咸，导致体内营养过剩，垃圾越来越多。这就是我们纵欲的结果。所以在饮食上，老百姓说得好，饭要吃到七八分饱。

过年以后，我的很多患者来复诊，我一看都是吃伤、喝伤得的病。大家要注意，往往是最后一根草压倒一头骆驼。所以一定要记住，最后一口饭可吃可不吃，不要觉得扔了可惜，吃了就会从量变到质变。

* 喝冰水、喝冷水、喝碳酸饮料的人，全不符合养生之道

另外还有乱喝水出现的问题。

我小时候在农村待过，农村的那些大牲口工作一天以后怎么饮水呢？因为井水打上来以后很凉，农民就抓一把干草，撒在马槽上漂着，当时我不理解为什么，后来发现马工作一天，出一身汗很累、很热，它急于喝水，但撒完干草后，要喝水它就得抬起头喷一下，用鼻子把草喷出去。这叫什么？"有节"。这样喝水，第二天牲口不会得病。相反，如果任由它喝拔凉拔凉的井水，第二天就会"炸了肺"，就会病倒。

连农民都懂得这么饮牲口，可我们看看现在的电视广告，一群小伙子在打篮球，出了一身热汗，然后一辆冷藏车打开，人们把冒着凉气的冷饮抬下来，咕嘟咕嘟地喝下去。农民都明白的道理，做广告的人却不明白。

现在很多孩子得过敏性鼻炎、过敏性哮喘，其实就是这么没有节奏、没有节制喝出来的。

《黄帝内经》里有一句话叫"形寒饮冷则伤肺"，意思是说你的身体受

凉了，还总喝冷饮，这个冷饮喝到胃里后，得靠你的胃，靠你的热乎气儿，把冷饮温到跟人的体温 36.5℃一样，这就需要消耗你的能量，日积月累，胃当然会受不了。肺胃相关，所以时间长了，肺也受不了。

平时饮水，渴了再喝，喝的时候一定要喝热水，而且每次喝三口，三"口"加起来叫什么？"有品"。不是这么喝的人，喝冰水、喝冷水、喝碳酸饮料的人，全不符合养生之道。

在古代，中国人把热水称为汤，泡温泉叫"泡汤"。中国古代有一部经典著作叫《汤液经法》，这里的汤，指的是用开水煮药。所以，喝开水也是中华民族的一个传统。

那么能不能喝冰水呢？我的答案是能。应该什么时候喝冰水呢？冬天。为什么？其实答案很简单，道法自然，因为冬天有冰。北方一些地方，包括北京，到冬天老百姓都会吃一些冻柿子、冻梨、冻海棠果，这是一个习俗。

冬天的时候，人体的气血是潜伏闭藏的，这时候体表是冷的，但胃肠是热的。所以，冬天吃进补的东西最容易被吸收消化。相反，夏天人的气血在体表发散了，这时候胃肠是冷的，人到夏天的时候消化功能是最差的，所以人们有"苦夏"之说。

到了夏天，自然界没有冰。但现在科技发达了，人能在夏天造出冰了，所以有些人会在夏天吃冰。吃的结果是什么呢？很多人把胃肠吃坏了，开始你身体有反应，会上吐下泻；然后慢慢会失去知觉，麻木以后，你不吐也不泻了，就把那些阴寒的东西吸收到体内，目前貌似没有病，但其实隐藏着更大的疾病。

很多中国人到美国待两年到三年之后，就开始得花粉症，不停地流稀鼻涕、打喷嚏，甚至有些人会得过敏性鼻炎或过敏性哮喘。为什么？不是美国的花跟中国的不一样，而是你喝热水、喝开水的习惯变了。到美国，你找不着开水。你要说找开水，人家还觉得你很奇怪。在美国的餐馆，你往那儿一坐，服务生就会先端出一杯冰水放在你面前，然后问你点什么菜。

到底是冰水解渴还是开水解渴？民国的时候，人们把冬天河里结的冰存在房山的一些山洞里，到夏天运到城里卖。他们渴了，会敲开街坊家的门讨碗热水喝。车上不是有冰嘛，嚼块冰不就完了？事实上他知道，那个冰不解渴。等他喝完热水后，会回赠街坊一块冰。

大家应该记住一句话，叫"生津止渴"。真正能解渴的是你的体液，而喝的水不可能一下子转化为体液。那么，是用热乎乎的胃把这个冰先转化成零度的水再提高到36℃这个过程快，还是你喝一口热水让它很快消化吸收变成你的体液这个过程快？答案是显而易见的。

事实也证明，生津止渴，喝热水、热茶远远要比那个冰来得快。现在人把奶油或糖这种高能量的东西掺到冰里，会让人越吃越渴。你可以不相信中医，但要相信实践。你自己去试一试。所以我们说"食饮有节"，要看是什么季节，要看你是什么身体，然后再决定什么时候吃冰，平时喝什么温度的水。

* 碳酸饮料会让你把空气喝到胃里

喝碳酸饮料特别不好，我们大家都知道，如果你把吃的东西呛到肺里，会引起剧烈咳嗽；你把空气吸到胃里，这也是错的。所以我们小时候慌慌张张回家，坐下来要吃饭，妈妈就说："停一会儿，倒倒气，调节一下呼吸再吃。"不然咽进空气肚子就会疼。

喝碳酸饮料会让你把空气喝到胃里，就算打个嗝儿出来，打嗝儿需要热，物理学称为"汽化热"，它带走的是哪儿的能量？是胃肠的能量，胃肠就会变得冷，变得冰，然后丧失觉，不是知，这时你就没有饥饱的感觉了。你会不停地吃，为什么？因为它已经被"冰镇"住了。运动员受伤后，冰块一敷不疼了，接着跑。现代人喝冷饮、吃冰棍、喝碳酸饮料，最后就把自己的胃搞坏了。

* 要根据自己的体质喝茶

很多人都说喝绿茶防癌，却不知道自己的体质是不是适合喝茶。喝茶第一要讲道；第二要讲理。

讲道，我们要讲季节。茶是树木的枝叶，一般到春天开始发芽。我们一般说喝明前茶、雨前茶，因为茶变老、变黄，就不是那个味道了。所以，喝茶的人很讲究时令。采茶一般是开春以后。我们有一部最著名的关于茶的著作，叫《茶经》，陆羽写的。第一句话就是："茶者，南方之嘉木也。"

中国人有很好的喝茶习惯，现代人整天说喝茶防辐射、抗癌等一大堆理论。从"一方水土养一方人"的理论来讲，茶是北方人喝的吗？不是。那么北方人为什么要喝茶呢？北方人怎么喝茶才健康呢？

从中医理论来讲，茶有寒热温凉之分，根据其加工发酵程度，它的性质也是不一样的。首先，绿茶是完全不发酵茶，味道偏苦，当然也有回甘，它的性质是寒的。所以，很多人喝绿茶后胃疼。

我结识马未都先生后，他跟我说："我到四十岁以后，在香港吃了一顿海鲜，闹了一场大病，从此以后我就知道绿茶和红茶是有区别的。"

为什么呢？因为身体变得敏感后就知道了。绿茶是为了生长在南方那种炎热潮湿环境中的人准备的，它有苦寒之性，能清心火，有一种清香的味道，能让人微微出点儿汗，而且能利小便。所以，绿茶对南方身处在湿热环境中的人来说，是最合适不过的。到了北方，如果人喝绿茶，就会闹病。

我治过很多得胃病的人，他们喝绿茶喝到满脸发黑，还在喝。

开始喝绿茶，你会觉得胃痛，如果喝口白酒或姜水，煮点儿桂皮汤会舒服点儿。喝绿茶久了，你的胃就没有知觉了；继续喝绿茶，你就不觉得痛了。这是好现象吗？其实这是麻木不仁了。所以，我劝患者不要喝绿茶了，不合适。而且我们都知道，北京人爱喝花茶。其实花茶也是绿茶的底子，发酵程度也不高。所以，身处北方的人，最好不要选择绿茶。

相对好点儿、温和点儿的茶是什么呢？就是我们经常说的半发酵茶，其典型代表是乌龙茶。

首先有广东乌龙，也就是凤凰单枞系列茶，非常香，各种各样的香味，而且它的辛就是那种发散的感觉，远远大于苦的感觉。当你觉得受热了嗓子疼，或者发热发不出来的时候，喝一杯清香透亮的单枞茶，能让你微微出点儿汗，腋下习习生风，嗓子里那种肿疼的感觉就会消失。

还有一种茶是铁观音，是福建安溪产的乌龙茶，它也属于半发酵茶。春天采的铁观音茶比较淡，秋天采的铁观音茶比较香，有"春水秋香"之说，你可以根据不同的季节少喝点儿，浅尝辄止。

南方人喝茶讲究喝工夫茶，什么叫"工夫茶"？用很小的杯子，小口小口地喝，我们叫"饮茶"。很多外国人不理解地说："你们中国人怎么这么喝茶？目的是什么？"小口喝可以保证最大程度、最快速度被身体吸收、利用，转化为体液，马上就满口生津。一大杯茶被灌下去后，一摸肚子作响。不能被消化、利用，喝了也白喝。

还有比较温和的茶，是福建武夷山产的岩茶，典型代表有大红袍、肉桂、水仙。它除了半发酵以外，还经过一道工艺——焙火。我们知道茶是寒性的，经过焙火以后，就变得温和一点，更适合脾胃寒凉的人或北方人饮用。

最适合北方人喝的茶是全发酵茶，就是我们平时说的红茶。茶叶全发酵以后，性质变得温和，而且有暖胃的效果。以前，中国人不喝红茶，全部出口到国外。

中国最早的红茶叫正山小种，出产在福建的武夷山区，是供给英国王室喝的。最近这些年来，人们逐渐意识到茶叶对身体的影响，所以喝红茶的习惯就慢慢地培养起来了。现在红茶的价格炒得非常高。其实茶叶不在价格高低，我们只要看一下它的产地和加工工艺，以及发酵程度，选择相应的红茶就可以，最不济我们还可以买袋泡的红茶。

我平时来不及泡茶，就用一个袋泡红茶。这些红茶都是利用茶叶自身的酶充分发酵后，代替了我们身体的酶工作，节省了我们大量的能量，我们的胃、消化腺、消化液不必有太多的耗损就能吸收。这就是红茶的好处。

另一种茶是黑茶，比如，大家比较熟悉的普洱茶。普洱茶有青饼、熟饼，青饼粗枝大叶，没有任何发酵；熟饼是渥堆发酵，改变了茶叶寒凉的性质。所以，好的黑茶也是非常好的帮助消化的茶。比较好的黑茶还有六堡茶，大家可以有针对性地做一些选择。

我一直倡导一种理念，让大家做个贵族，或者说恢复我们的贵族意识。现在大家富和贵不分，其实有钱人叫"富"，有品位的人才叫"贵"。

你到饭店里，一张口，把这儿最贵的菜给我上一遍，一看这人，有钱。

你到饭店里，今天是什么节气，我是什么体质，我请的朋友是什么样的体质，给我来几个符合时令的菜，这叫"贵"。

现在很多人逐渐由富向贵过渡，这是需要学习，需要引导的。

6.人为什么要有固定的起居和生活规律？——"起居有常"

*现在，很多人完全活得神魂颠倒

"食饮有节"下面一句话叫"起居有常"。

"常"是什么意思？它是恒定不变的规律，也就是说，人工作、生活的起居是有规律的。

"起居有常"就是说，人应该有固定的起居和生活规律。为什么要固定呢？因为天地阴阳的变化有固定的规律。比如，到了冬天，慢慢就昼短夜长，《黄帝内经》说，"夜卧早起，必待日光"，没太阳的时候多睡觉，太阳出来的时候再出来活动。生活规律是跟着太阳的变化而定的，所谓日出而作，日落而息。如果你在特别阴寒的时候去跑步、锻炼，对身体非常不好。

现在，人们完全是神魂颠倒的。我们把白天指挥身体工作的这套系统背后的控制点称为"神"，可到了晚上，这个神需要休息。现在有了电灯，大家就人为地延长自己白昼的时间，搞得昼夜颠倒，白天黑夜不分。

很多人存在一个错误的观念——尽管晚上没睡，白天补够觉不就完了吗？这种观念有道理吗？没有道理。为什么没有道理？你错过播种的农时，再去播种，能照样收庄稼吗？时间变了。当你的身体随着日月星辰的变化而变的时候，你强迫它去改，就会付出更大的能量。所以，天黑沉睡和白天强迫自己睡，是完全不同的两个概念。

以前人们为了提高母鸡的产蛋量，怎么办呢？晚上在鸡舍里点上大功率的灯泡，人为地催熟。

正常孩子到晚上八九点钟就打蔫睡觉了，现在很多孩子到了晚上，因为写作业或看动画片，不按时睡觉，这些孩子会出现什么问题？早熟。

《黄帝内经》讲，女孩子到虚岁十四岁，应该"任脉通，太冲脉盛，月事以时下"，该来月经了。现在的女孩子来月经，八岁、九岁、十岁都有，什么原因？不法于阴阳，不调于四时。

再加上饮食里加的生长素、激素又太多，头一天果还青呢，一喷东西第二天红了。这就是原因啊。我建议大家想走运的话，最好饮食有节、起居有常，跟着太阳、月亮的步调走。

很多人说，我到深夜才会有灵感，才能写出东西。记住，你这叫"竭泽而渔""置之死地而后快"。逼着自己陷入一个危险的境地后，突然冒出灵感，这是不值当的。

我们讲"一年之计在于春，一日之计在于晨"。大家试试早睡早起，早晨写东西、思考问题更有灵感。

我一般晚上九点、十点就睡了，不会超过十点，早上六七点起来。有的人看我发博客说："这家伙起这么早。"我说你不知道我睡得还早呢。

日出而作，日落而息，这是对的。咱们不能学猫头鹰，咱也不是鼹鼠。

其实，要做到这点不难。"坐而言，不如起而行"，如果你深深接受了这种观念，不妨去实践一下。

*现代人得的很多奇奇怪怪的病，都是自己作出来的

我发现，当带着学生到深山采药，晚上八九点钟可以看见星星的时候，自然就困了。而生活在这种光污染、电磁波辐射的现代都市，人们到了晚上兴奋劲来了，就去泡吧、唱歌……这是受环境的影响。如果你想生活在都市中，利用它的方便，又想控制这种强大的能量，就需要有一些定力。

《黄帝内经》的第一篇是《上古天真论》。上古的反义词是现今，天真的反义词是人为。"人"和"为"合起来是"伪"。所以，我们要尽量活得自然一些。所谓人为是什么？做作。现代人得的很多奇奇怪怪的病，都是自己作出来的。

我们离自然越来越远。《红楼梦》里说"假作真时真亦假"，现在人为的东西太多的时候，反而使我们这些想回归自然的人在很多人眼里显得很傻。

傻就傻吧，我自个儿活得舒服不就完了，舒服不舒服只有自己知道。老子说，"坚强者死之徒，柔弱者生之徒""专气致柔，能如婴儿乎"。回到婴儿那个状态是我们理想的境界，可惜我们回不去。只能尽量往那靠，活得自然一些。

7. 滥交、丧失自己精气神的欲望和念头都叫 "劳" —— "不妄作劳，故能形与神俱，而尽终其天年，度百岁乃去"

道法术器讲完后，黄帝的老师岐伯最后说了一句："不妄作劳"。

"妄"有一个意思是胡乱，拆开就是"亡"和"女"，死在女人的手上，就是说，一个女人不够，我要好几个。在这种念头的推动下，他怀着强烈的欲望去"作劳"，"以酒为浆，以妄为常，醉以入房"。

"劳"的繁体字是"勞"，上面是两个"火"，底下是"力"。人们都说，天黑了就休息了，如果还是点着灯熬着油，出力干活，这就叫"劳"。所以，现在人们加班加点都叫"劳"。

还有一个特指是房劳。中医讲滥交、性交过度、丧失自己精气神的欲望和念头，都是让人"年半百而动作皆衰"的原因。《黄帝内经》特别注重教育人们要养精蓄锐，节省自己的精气神。

*"不妄"，是说心里没有太多太亢奋的念头和欲火

"不妄作劳"，不是说他不作劳，是指不过分。"不妄"就是说心里没有太多太亢奋的欲火。

肾本身是负责藏精、化精，以及具有生殖功能的器官。我们经常说一个人肾虚了、生育能力差了或者性功能差了，指的就是他的肾精出了问题。

心里没有欲火，就不会太耗费你的肾精。肾精是支持人活一辈子的物质基础，它是有限的。你往这上花费多了，生产元气甚至养神的那部分就少了。

如果怀着这种强烈的吃了催欲剂打了兴奋剂般的欲望，就容易"作劳"。

* 不能"形与神俱"，就是"行尸走肉"

"不妄作劳"的人最后的结果是什么呢？"形与神俱"。

以前评价一个作品，或者评价一个人，我们会说"形神皆备"。中医讲精气神，什么叫"神"？《说文解字》对"神"有非常精辟的解释，"神，天神，引出万物者也"，就是说天地万物、日月星辰都是从神那来的。中医讲精气神，意思是有形有相的肉身只不过是我们的元神寄居的一个小旅馆。如果这辈子能把神伺候好了，给它营造一个舒适安逸的环境，首先你会活得很快乐。

有位抑郁症患者找我看病，她说："徐大夫，我工作挺好，老公对我也不错，孩子们也都挺争气，但我就是不高兴。怎么会这样？"

她为什么不高兴？就是本能的东西不高兴。

我治疗过最小的抑郁症患者八岁，他拿刀划自己的手。为什么？他说："我只要把手划破，就不用弹钢琴了。"妈妈认为弹钢琴好，就让孩子去弹钢琴，却不知道孩子的本心愿望是什么。"形与神俱"是养生最基本的要求，也是最高的境界。

中国古代有"行尸走肉"之说，说这个人魂飞魄散，失魂落魄，被人勾了魂，就是指没有做到"形与神俱"。只有"形与神俱"，才能"尽终其天年，度百岁乃去"。

黄帝的老师岐伯的话就这么几句，值得大家把它背诵下来，铭记在心里，落实在行动上。

8. 中医治病，讲究因时因地因人制宜

《道德经》的第一章讲："道可道，非常道。"为什么说它无法表述呢？因为道在变。你问我的时候，我回答的时候，可能时间就变了。比如，我住在航天桥，电视台在东三环，你问我走哪条路线，高峰时候还是中午车少的时候，这都有时间、地点和具体条件的不同。

中医治病，讲究因时因地因人制宜。所以，如果大家要一个固定不变的方法，第一，没有这种方法；第二，就算提出这种方法，如果用的人不对，会出问题。《黄帝内经》的第二篇《四气调神大论》说，"春三月，此谓发陈"。到春天的时候，你要"夜卧早起"，在庭院里散步，披开束发，以使神志随着生发之气而舒畅。这只是笼统地说春天里应该怎么样。

有的人说："我家里有一个患者，你出个方子。"没有望闻问切，我怎么做诊断？没有诊断，我怎么能给你方子？在没有诊断的基础上，我给你方子是不是害人？

人们都希望短平快，而我希望大家有一些哲学素养，考虑到变量、变化，不要再提这种让人为难的问题。

我们所谓的经络和穴位，大家记住，它们都是活的，都是在动的。当你的身体出现病痛时，位置是不一样的。

　　我们中学时学过《吕氏春秋》，其中有一则寓言故事叫"刻舟求剑"。最后落实到一句话："舟已行矣，而剑不行，求剑若此，不亦惑乎！"如果我们只是刻舟求剑，在那儿做记号：足三里穴能治胃病，内关穴能调节心脏……你想过没有，气是不是在那里。如果气不在那儿，你把那儿按烂了都没用。你得让大夫找到那个气，然后或针或灸或按或推或拿，这样才能有效果。

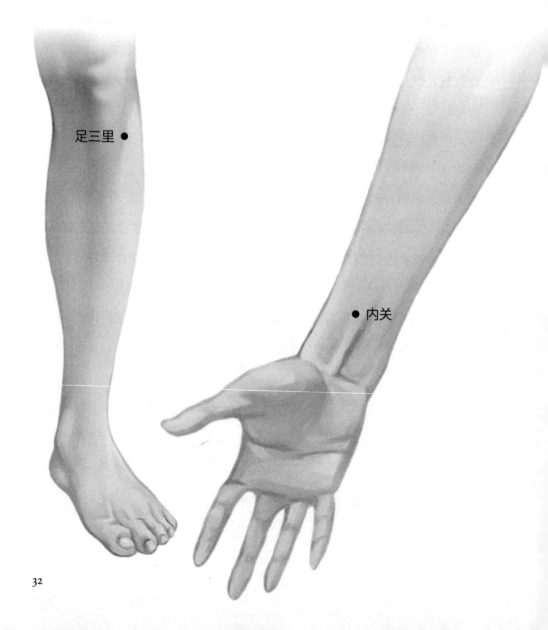

足三里 ●

● 内关

我一直倡导一种观念，叫"恢复知觉"。动物没有上过学，没有念过书，照样活得很自然、很健康，它靠的是先天本能的觉。人比动物高明的一点是，我们有知，可以去学，不用再拿自己的身体做实验，直接从古人那里继承下来。

读《黄帝内经》，如果读不懂古文，我建议大家先从白话文读起，但要慢慢地认字、识字，理解古文的意思。很有意思的是，白话文文字数量大，让你接收的信息多，思考的少；文言文字少，信息量好像小，但让你头脑里联想的东西很丰富。其实，读古书是培养你抽象思维能力的一个绝好的方法。

另外，《黄帝内经》的某些章节，到现在我也读不懂，但这不妨碍我每次都在重复看它，而且随着自己的经历、阅历变得丰富，理解力一步一步提高，每次看必有新意。所以，"旧书不厌百回读，熟读深思子自知。"

这样我们就能跟古人的交流更深更近。大家想一想，文言文是没有标点符号的，这是为什么？当你的思想跟它共振、共鸣的时候，不用标点符号你就懂了。当你还没有达到那种状态的时候，就只能多读。

第二章

生病都是自作自受

中医认为，人生不是痛苦的，从出生到生长、发育、死亡，其实是一种自然的过程，除非你违反了自然规律，有了病痛，才会觉得痛苦。

我们现在闹腾，狐朋狗友一召唤，连续几天搓麻不睡，把自己的节奏给打乱了。其实，这些行为扰乱了自己的神明，最后的结果就是"故半百而衰也"——没到五十岁，手脚活动都不灵便了。

【经文】

今时之人不然也，以酒为浆，以妄为常，醉以入房，以欲竭其精，以耗散其真，不知持满，不时御神，务快其心，逆于生乐，起居无节，故半百而衰也。

1. 生病的"智慧"——"今时之人不然也，以酒为浆，以妄为常，醉以入房"

*啤酒、红酒、黄酒、白酒，到底喝哪种好？

在上一章，黄帝的老师岐伯为我们树立了一个懂养生之道的人，作为一个榜样，要"法于阴阳，和于术数，食饮有节，起居有常"。

后面他又举了反面教材："今时之人不然也，以酒为浆……"现代的人可不是这样了，喝酒就跟喝水一样……

我见过有些能喝酒的人，外号叫"下水道"，其实这些人身上有一种酶能分解酒精。但是你想想，那些酶都是身体的精华，你这么喝酒的话，等于还是在造自己。

喝酒时，我们首先要考虑这个酒是拿什么酿造的。这很重要。比如喝葡萄酒，葡萄酒是用什么酿造的？葡萄是植物的果还是实？果和实是不一样的。很多人问："徐大夫，我吃水果好不好？"我说："《黄帝内经》很早就讲过，人最应该吃的是五谷，'五谷为养'，最后是'五果为助'，你别把主客颠倒了。"

现在人跟猴子似的，整天吃水果不吃主食，就把主客颠倒了。古代的酒是米酒，有一句话叫"一壶浊酒喜相逢"。浊酒是酿醪糟的时候留下的米汤，其实就是酒。如果把米粒过滤掉，口感会更好。

现在你去一些少数民族饭店点一筒米酒，倒出来的酒就是乳白色的。《水浒传》里很多好汉到了酒馆都是说，店家，筛碗酒来。后来过滤的技术提高以后，浊酒变成了红酒、清酒，日本人用草木灰或木炭再过滤，就变成了清酒。

古代的酒浓度比较低，可以解渴。

那酒的浓度是什么时候提高的呢？据研究，是在元末明初的时候。人们从西方学会了蒸馏技术，酒精的沸点比水高，把它加热以后，酒精变成气先跑了。再冷却一下，酒精又变成液体。东北人把这个制造过程叫"烧锅子"，把能喝酒的人叫"大烧锅"。酒经过由浊酒到清酒再到蒸馏酒的过程，变得更加浓烈了。

我不建议大家戒酒，完全不喝酒；我也反对大家酗酒。

那么对酒的挑选上，我觉得还是要了解我们中国人的体质，了解我们的传统。

啤酒是从西方传来的，现代人为什么喜欢喝冰镇啤酒？因为常温啤酒的口感不好。

啤酒本身被称为液体面包，什么叫"液体面包"？就是富含营养的东西。营养太过的东西，中医称为阴。再加上冰镇，就是阴上加阴，所以人们喝啤酒喝到最后，肚子的温度都下降了，身体觉得肚子的温度这么低，怎么办？"穿"棉袄保一下温吧！皮下脂肪就开始厚了。

你摸一下这些人的肚子，表皮有脂肪，再一摸，阴森森的寒气全透出来。所以说喝啤酒喝出"啤酒肚"不是谣言。

我不建议大家喝啤酒，你用啤酒炖鸡、炖鸭，我倒是赞成，因为它可以调出很好的味道，跟料酒不相上下。

红酒也是从西方传来的，"葡萄美酒夜光杯"。西方人用葡萄酿酒，它的特点是用葡萄果肉自身带的酶发酵。而中国的米酒用的是粮食，是种子，是有生命力的，必须要加酒曲发酵而成，这样酿出来的酒，少量饮用对身体有好处，而且有滋补效果（我们一些中药的制剂，如果用水煎效果不好，都用黄酒做汤剂去煎）。而葡萄酒因为是用自身的酶发酵，另外它的原料是果肉，偏寒，所以中国人的体质也不太适合喝葡萄酒（喝葡萄酒很有讲究，要用一个高脚玻璃杯。因为手有温度，不能碰到盛酒的杯子，要托着它的下沿，防止手的温度给它加温）。

我们喝黄酒怎么喝？"青梅煮酒论英雄"，都是烫一壶酒，有时候我们还加点儿姜丝。如果你想多喝几杯，可以加点儿话梅稍微收敛一下酒性的辛散。这是我们几千年传承下来喝酒的习惯，是用人体做的实验，比用白鼠、兔子做的实验精确细致得多。

白酒是烈性酒，它的毒火更大。很多人喝酒喝到胃黏膜损伤、胃溃疡，甚至胃穿孔、吐血。比如，当年鲁迅的父亲就是因为受其父科场舞弊案牵连，被剥夺功名以后开始酗酒，喝到最后牙龈出血，上消化道出血、吐血，然后出现肝硬化静脉高压，腹水水肿，这完全是喝酒喝出来的。

关于那些寒性的酒，我们不要碰，啤酒、葡萄酒少喝点儿可以，助助兴。烈性的白酒要少碰，有应酬可以稍微喝点儿。

总之，不管喝什么酒，您也别跟喝水一样。

* "饮酒不醉为最高"

酒对人的影响是这样的,刚喝点儿酒会兴奋,让人胆气浮横,开始很怯懦、羞怯的一个人,几杯酒下肚后胆子就变得大了,人也变得很开放了。

酒作为粮食的精华,它能温热人的肝胆经络。肝胆属木,木又能生火,让人觉得既高兴又兴奋,这就是木生火的过程。但万物有度,道家认为,物无美恶,过则为灾。稍微喝点儿酒,能舒筋活血。但如果喝到了"以酒为浆"的状态,人就要出问题了。会出现什么问题呢?刚开始喝酒,你会觉得兴奋、高兴。乐极生悲、物极必反,高兴到极点后,换来的就是喝醉,其实是到了一种昏迷沉睡的状态。这就是酒精的明显作用,临时让你感觉到热,感觉到勇,但之后它会把你储存的能量一下点燃。

人喝醉以后,不是睡着了,而是昏过去了。人睡着以后,身体有卫气,它会罩着你。

我们说睡着以后,感觉冷会盖上被子,感觉热会踢被子,就说明你的卫气还在。可喝醉的人是丧失意识和知觉的,而且喝醉后会出汗,毛孔打开。这时碰上一点虚邪贼风,人马上就会出现面瘫。治这个病要配合吃中药,另外通过针刺的方法,把那些进入体内的所谓肉眼看不见的虚邪贼风驱除出去,人就恢复正常了。

人的身体有清气、浊气。清气上升,浊气下降。我的很多患者经过针刺、艾灸或服药调理后,出现的一个现象就是不断地放屁排气,这是为什么?当你六腑的功能恢复正常后(六腑是阳性的,以通为用),通过排泄粪便、尿液、气体,达到清气和浊气的平衡。

我们中医讲"气聚成形""形散为气",人为什么会长肿瘤或得其他癌症？它最初是一个念头，是一种感情、情绪的伤害，是我们说的那个神的阶段。再往下发展，就聚成一团气，聚的时间长了，有形有状了，就会成为肉眼或借助仪器可以发现的肿物。所以，这种气坚决不能留，一定要让它排出去。

还有的人喝完酒后，觉得自己的性功能突然增强了，事实也是这样。但是长此依赖酒的刺激作用，会导致长期雄风不振。另外，还会把培养下一代的精子的周期打乱，一些畸形的或没有发育成熟的精子的数目大大增多。

"醉以入房"往往会产生很多畸形的孩子，从古至今都不乏其例。李白、陶渊明的后代都是又呆又傻，后来陶渊明自悟写到，为什么我这么聪明，而我的孩子却这么愚笨呢？他得出结论说："概因杯中物也。"大概就是因为我太贪杯了，才造成这样的恶果。所以，现代人计划怀孕的时候，一般老公都会提前几个月或半年戒酒。

喝酒的最高境界是什么呢？有一句话叫"饮酒不醉为最高"，喝酒喝到鼓舞一下兴致、微醺的时候打住，这叫"食饮有节"。但我们看到很多人在酒桌上开始时都很含蓄，说不会喝、不能喝，三杯酒下肚，开始要酒喝了，最后拿着酒瓶自己灌。

我有很多患者是在酒精里泡大的，而且他们都是连续作战。除了早餐不喝酒，中午一顿酒，晚上一顿酒，晚上喝完酒后还要到酒吧或KTV里接着喝。这么喝下去，身体会被伤害，还会产生一些不正常的情绪和想法。当这些人成为社会主流或拥有权力时，会带动更多的人坠向这个深渊。几千年前黄帝问的这个问题，到了今天，社会没变，人性没变，人情世故没有变，问题还在。

"以酒为浆"的代价是什么呢？会让你把平时不敢干的事变得敢干——"以妄为常"。

* 现代人犯的最大错误——"需要的不多，想要的太多"

我的老母亲有一次跟我说过一句话："现在的人需要的不多，想要的多。"这种想要的东西是怎么出来的呢？一是在酒精的刺激下出来的；二是在人的互相攀比中出来的。我们可能觉得自己够了，比如，住两居室够了，一看人家买了三居室，就想自己是不是买四居室。

不切实际的需要和想法，充斥在人们的脑海里，而且习以为常，当成是自己每天或此生必须追求的目标后，人就离道、离自然越来越远了。

首先，人跟人是不一样的，人比人得死，货比货得扔。人家住那么大的房子，挣那么多的钱，人家是人家。如果你认为咱们是一样的，首先前提就错了。所以，我们要知天达命，人贵有自知之明，知道自己是老几，能吃几碗干饭，然后做自己力所能及的事，齐了。

还有一句话叫"别光看贼吃饭，不看贼挨打"，看人家活得风风光光，那是表面，他背后受的罪呢？所以，道家是让人先认识自我，然后找一个适合自己生存的方式。千万不要拿自己跟别人比，没有可比性。

"以酒为浆，以妄为常"，下一个结果就是疯和狂——"登高而歌，弃衣而走"，认为我就是天下第一，我是最成功的。其实这是什么？是一种病态。而且在攀比中，大家都在争着做别人，忘了自己还有一个神，让自己高兴的事是什么，最终就会失去自我，这就是我们讲的今时之人犯的最大的错误——失去自我，忘记了自己的本心。

2. 悠着点儿用精，不亏损，才有可能活得长——"以欲竭其精，以耗散其真，不知持满"

* 现代人的精是怎么被慢慢耗空的?

《黄帝内经》告诉我们什么理论? 一言以蔽之, 精气神学说。

现今出现很多所谓躁狂、抑郁、自杀等行为, 说到根上, 这些人就是通过不正常、不健康的生活方式, 把自己的精消耗枯竭了。

精是什么? 精是有形的物质。其实我们的肉身, 筋脉肉皮骨, 五脏六腑, 这些有形的物质都是我们的精, 它是物质基础。

再具体分析一下, 精在哪儿? 我们经常说精髓, 肾主骨, 骨生髓, 肾藏精, 那么肾把精藏在哪儿了? 其实就藏在我们的骨子里。

我们的头颅里装的是什么? 脑髓。脊柱里装的是脊髓, 骨头里装的是骨髓, 牙里装的是牙髓, 这都是我们的精, 以半固体的方式存在。

还有的精以液体的方式存在。像人体的 70% 都是水, 但这个水不是你喝进去的水, 而是你的体液。也就是说, 你吃的食物转化成物质以后, 再加上先天的精髓融合而成。流淌在身体里的这些液体, 包括血液、泪液、汗液，还有男人的精液，女人的润滑生殖器官的液，都是人体的精。

很多人喝完酒后，第一个表现是走肾，不停地上厕所。我们说，肾主封藏，本来这个体液制造出来就不容易，肾把它封固得很好。但是这个酒有活血的作用，所谓活血是什么？是扩张血管。那么人们喝完酒后的表现是什么？把不该漏的东西排出去了。

为什么晚上酒醒后人会口干舌燥，那些水分去哪儿了？第一，尿出去了；第二，出汗。所以，如果一个人喝完酒后出汗，你就不能跟他再喝了，因为他太能喝了。

很多人说，出汗不是好事吗？我去健身房，不就是想练出一身臭汗吗？古代高手比武，比到最后，不是说谁把谁踢倒了，谁把谁弄死了定输赢，而是谁先喘了，谁先出汗，谁就输了。为什么？因为你的气收不住了。

人到快死的时候，会出现一种症状叫什么？"汗出如油"，意思是体内的精（宝贵的体液）都变成油状的物质流失出来了，一看这种情况，我们就说这个人失精了。

很多人还会动不动就出一身汗，一吃饭就出汗。还有的人晚上睡着后也出汗，我们叫出盗汗，出盗汗什么结果？第二天早晨起来，床上一个"人"形，都被汗给浸透了。这种出汗你说对身体有好处吗？这些都叫漏精。

* 吃减肥药减肥，失去的都是宝贵的精，留下的全是糟粕

还有的人吃减肥药减肥，这种减肥药里面含有麻黄碱，就是通过让你

不停地出汗，流失精，达到减重的目的。但这样失去的都是宝贵的精，留下的全是糟粕，所以这种人越减越病。

精还有一种存在的方式，是以半固体形式存在的，它其实就是我们皮下的脂肪，等我们需要的时候，这种脂肪会被转化成我们需要的能量。但现代人视脂肪为万恶之源，不管瘦还是胖，心理在作怪，非要把自己的脂肪给减掉。最可怕的一种方法，就是抽脂手术。

我前面讲了，喝啤酒的人为什么会长脂肪？前提是什么？前提是他的脏腑凉了，需要保温。我们看夏天卖冰棍的老太太怎么包冰棍？是不是拿着棉被包着冰棍。

现代人不分青红皂白，不是解决根本问题——温暖你的脏腑，而是看你的"被子"厚，上去撤被子。抽完脂以后，身体有什么反应？怎么又凉了？赶紧再长点儿吧，所以脂肪又长回来了。

脂肪长回来以后，再抽。抽到身体长不动脂肪了怎么办？干脆就凉了，这个人就会心寒齿冷，觉得活着没意思，厌食、抑郁，最后自杀。

中医认为，这些脂肪本身是你储存的精，就像我们有一桶汽油，它会燃烧，发出光和热，产生动力，产生气。产生气以后，会养你的神，让你觉得活着有意思、有意义。

做过抽脂手术或通过这种大失血、流失体液、大吐大泻、过分遗尿的人，失精后的表现是什么？就是失神，因为没有精，哪有神呢？最后就会导致很多所谓的躁狂、抑郁、自杀这些行为。

* 不纵欲，不禁欲

大家都知道，人是天造地化的产物，在你性成熟之前，自然设计好的程序是让你先发展自己，把自己养育成熟。等你成熟以后，程序就变了，变成繁育后代大于保护自己。公螳螂与母螳螂在交配之后，第一件事就是被母螳螂一口吃掉，就是说你的事完成啦。

大马哈鱼激流勇进冲破千难万阻去洄游产卵，产了卵后自己死掉，然后作为一种腐殖的床供自己的后代使用。

当你性成熟以后，老天自然会给你一种推动力，让你很有快感地去为了繁衍后代而死掉。人如果意识到这个问题，就应该明白，第一，不纵欲，差不多行了；第二，不禁欲，这是天然赋予的本能，但要节欲，不节欲往往会导致"以欲竭其精，以耗散其真"。

《红楼梦》里有一个典型的例子是贾瑞，他单相思爱上了王熙凤，但屡屡受挫，还被羞辱，后来有一个道士送他一面镜子，叫"风月宝鉴"。镜子很有特点，一面是个骷髅头，意思是说你这么下去的话会死的；另一面是王熙凤跟他招手，进去以后云雨一番，然后底下就一摊精。最后，贾瑞精竭而亡。

这个精，狭义上讲，中医更认为它是生殖之精。现代科学则不那么认为。我在临床上碰到一些有不良生活习惯的男孩子，比如，手淫过度，他会诉说自己很多不好的症状，耳鸣、记忆力下降、注意力不集中、脱发、小腿发酸、眼前发花发黑等。西医会说，没事，人的精液就是那么几克蛋白质。他听了大夫的话，心里就释然了，该怎么干还是怎么干。然后身体又出现症状，很痛苦。

实际上，现在很多人就是以一些一知半解的所谓科学知识来认识问题的。

大家记住，精和精是不一样的，虽然都是蛋白质。举个例子，金刚石的成分是碳，铅笔芯的成分也是碳，你向女朋友求婚的时候送块石墨，求求你嫁给我吧，她为什么不干？你说不就是一块碳吗？你丢了一个钻戒，跟警察去报案，说我丢了钻戒，警察说没事，不就是一块碳吗？区别在哪？都是碳，你想把石墨变成金刚石，需要高温、高压、催化剂。而把体液里的蛋白质变成精子或卵子，只能靠我们的酶去转化，制造精子和卵子的这套系统消耗的肾精的能量远远要超过其他。

因此，遗失这个精和遗失那个精完全是两个概念。中国古人的认识往往被现代所谓的一些科学家诟病，是因为他们没有这种哲学素养，没有认识到这种高度。所以，道家和中医总是让人去节欲保精、养神安神。

往往不懂养生之道的人把自己的物质基础毁掉了还不自知。

* 身体健康，有爱心、有能力奉献的时候，再去献血

还有一个很现实的问题，就是献血。我们现在提倡无偿献血，有偿用血。现在得了白血病或其他血液病的人，都要骨髓移植。血液是人的肾精所化，所以老百姓有句俗话叫"一滴精十滴血"，精血是同源的。

献血的人是高尚伟大的，他把自己宝贵的精血贡献出来，去拯救那些生命。但我看到有些人很不尊重这些献血者，他们说，血嘛，越献越多，你抽完血以后，促进骨髓细胞的生长，又会产生更多的血。我称之为混账理论。我反对在自己身体不好的情况下，还要去拯救别人。您把自己关爱好了，比什么都强。

自己的身体健康，有爱心、有能力奉献的时候，再去献血，而且献血

以后，一定要注意调养。

当我们的身体受伤以后，会伴随着剧烈的疼痛，这其实是身体给你的一个信号，这里有问题了，赶紧去修吧。而献血是一种无声的流动，没什么感觉，就被人抽了一管血。身体没有警觉，状态恢复得就很差，所以献血后更应该好好调养，一定要重视这个问题。

* 如果你做的事情不符合自然之道，就叫"失德"

什么叫"以耗散其真"？上古的人人为的东西还比较少，离自然更近。但是不是所有人为的都是不对的呢？

古人讲得很清楚，天道是不以人的意志为转移的，你改变不了它。人所能做的是根据天道左右自己的思想行为，如果你的思想行为跟天道、地理变化相适应，这就叫"有德"。

我们经常说道德，道是天道，德是什么？它有双人旁，还带一个心，它是人为。如果你做的事情不符合自然之道，就叫"失德"或者"背德"。《道德经》前一部分讲道，后一部分讲德。你做的事情应该符合自然之道，这对你的身心健康有益；如果违背了，就会受到惩罚。

举个简单的例子，女性到虚岁四十九岁时一般该闭经了，这时会出现很多不适的症状，比如，烘热、盗汗、性格情绪剧烈变化。十几年前，医学上是通过口服雌激素片去缓解这些症状。吃了药之后，月经又来了，烘热、盗汗、坏脾气消失了。

我记得当时是 1993 年，我的一些外宾患者从国外带来这种"先进"的治疗技术，他们都觉得好。很多女性认为只要还来月经，说明自己还年轻。我当时就认为不好，因为中国人判断一件事情的好与坏很简单，就是是不是自然。吃雌激素片这种人为来月经当然是反自然。从中医来说，是用一种刺激的方法，让人透支自己的精髓再化成血，然后再流出来，就是说透支以后的生活来维持现状。

现在医学研究发现，这种方法可能诱发乳腺癌。

我为什么在十几年前就会有这种判断呢？是中医的哲学理念给我提供了一种高屋建瓴、高瞻远瞩看问题的方法，可以预知一些问题的发生。等你患上乳腺癌以后，再去想它是不是反自然，那就悔之晚矣。

* 喝牛奶补钙吗？

现在所谓的"喝牛奶补钙"其实更多的是一种噱头。我们看一下它是不是自然的食品。动物长大了还回去跟它妈那喝奶吗？不喝了。只有人，而且只有无知的人才会这么干。所以，对牛奶的认识一定要因人而异，对儿童期、生长发育期的孩子，牛奶是必不可缺的；而成人应该适当地减少甚至停止对牛奶的摄入，转为中医所主张的"五谷为养"。

饮用经过发酵的茶，外界的酶或者是微生物就会替你做一些工作，茶的寒性变得温一些或者稍微热一些。酸奶也是这样。经过发酵的酸奶比牛奶的寒性要弱一些、温一些，大家可以喝一些。

关于喝牛奶补钙，我认为更多是一种炒作，包括我们现在吃的所谓补钙的东西。如果它真能补，和田里施肥没什么区别；如果它不能补，人体会出现很多结石，尿路结石、胆囊结石，那些结石成分也是钙。你怎么能保证吃进去的钙不变成结石，正好补到骨头里呢？

现在很多老年人吃补钙的东西吃到骨头是脆的，本来正常人的骨头是有弹性的，摔一跤可能就摔成两截，现在人一摔就是粉碎性骨折。

因此，大家碰到一些宣传的时候，要培养自己独立的意识。他们吃的东西是不是适合我,如果拿不定主意就先观察一下,别人吃完以后再吃也不迟。

* 人该吃多少肉,该吃多少粮食?

我们的民族是以吃植物种子为主的。古人有句话叫"肉食者鄙,食谷者慧"。其实《黄帝内经》给了我们一把钥匙,虽然不会告诉我们吃什么、喝什么,但是告诉了我们做什么不对。古人讲"授人以鱼,不如授之以渔",掌握一个方法、一种思路,形成一种新的价值观,比给你东西更实惠。

你该吃多少肉,该吃多少粮食,很简单就能判断。

我们看恐龙化石的时候,怎么判断是草食恐龙还是肉食恐龙?看牙齿。肉食恐龙都是尖锐的犬齿,草食恐龙全是臼齿(槽牙)。你数数自己有几颗尖牙利齿,磨碎种子食物的槽牙有多少,比例大概是多少。

人的体质是完全不一样的。长虎牙的人、伶牙俐齿的人,本身匹配的系统就跟自身相适应。而我们普通人数一下自己有几颗尖牙、几颗槽牙就知道了,这是匹配的。你不能羡慕别人吃肉,你就去吃肉。

我很爱吃肉,比如,我吃生鱼片,吃第一片很香,第二片一般香,第三片就没味了。为什么?肉还是那个肉,说明我能消它、化它的酶没了,所以我只能吃三片肉。其他人可能吃四片、五片;还有的人是没有知觉,干脆一直吃,吃进去以后,摄入的完全不是营养,而变成了垃圾和废物。

看看我们的江河湖海,现在都布满了绿藻。我们原来是吃不饱力不足,现在是吃得太多了,过犹不及。

*吃饱了就不饥了，吃好了就不饿了

我们现在的所谓营养，一般都是西方营养学的概念。西方营养学和中医营养学最大的区别是它们的主体不一样。西方营养学是以食物为本，它会告诉你这个食物里面含有什么成分，然后就说你该吃什么。中医营养学是以人为本，它会关心到你本身，比如，吃的时候，你饥吗？你饿吗？这个饥有两个含义，一个是五谷不熟，我们说今年闹饥荒，饿殍遍地，或者是今年没有收成，它是一个概念，叫"饥"，这是广义的饥；那么胃肠里面没有粮食，空的，胃肠空了，也叫"饥"。饥的反义词是什么？饱。

那么饿是什么呢？饿是主观感觉，是一种欲望。而饥是一种客观存在。意思就是说，人的主观感觉和客观感觉不是那么匹配协调，饥的人未必饿，胃肠空了，给一点东西吃，不想吃。

很多得厌食症的人都是这样。为什么？胃肠空了，瘦得跟干柴一样，这只是一个客观存在，同时主观心理也没有欲望。那么有没有饱而饿的人呢？有。我们见过许多大胖子，那么胖了还在吃。为什么？他饿。

我看过一个小说比较震撼。当年我们远征军到缅甸战场打仗，翻越荒无人烟的野人山撤退，基本上都是饥饿交加。回来以后，好不容易有顿饭吃，吃到最后，撑死了。

你已经吃饱了，为什么还要吃？因为生理需求满足了，但心理需求没有满足。中国人早把这些哲理都落实在了具体的字上，可我们现在都是认字不识字，不明白。

我在美国讲学的时候，美国学生就特友好特同情地来跟我交流，说徐老师，你们中国人真穷啊，连鸡爪子都吃。我说，鸡爪子比鸡胸脯肉贵。我说你们还活在充饥的水平，大块鸡胸脯肉塞进去，大汉堡塞进去，它解决的是生理问题，但是它没解决心理问题。就是说当我吃到了我该吃的东西，或者吃到我认为好的东西的时候，我的心里才满足了，才不饿。所以我说，吃饱了就不饥了，吃好了就不饿了。

中国人吃鸡爪子是为了充饥吗？我们是在解馋，比解饿还高一层次。解馋是什么？过瘾。这完全都是心理需要。所以饥、饿不在一个层面上，你还活在充饥的水平上，来讨论我们的精神境界，那是不可能了。

中医营养学更重视人这个主体。饥不饥？饿不饿？珍珠翡翠白玉汤有营养吗？不就是一锅泔水吗？怎么能把朱元璋吃得那么美？离开了时间、地方、环境谈营养，那都是瞎扯。

现代人说吃早饭有益健康，不吃早饭容易得胆结石。没有一个人问，您早上起来饥吗？饿吗？想吃东西吗？昨天晚上吃的东西还没消化，打个嗝还是昨天吃饭的味，老婆或老妈就把牛奶鸡蛋端上来，还说这个东西科学，不吃不行。

中医营养学和西方营养学关注的主题不一样，西方营养学认为食物只有量的差异，没有质的差异，比如，鸡蛋和猪肉的差别在于蛋白质含量比例不一样，脂肪含量不一样。中国人认为鸡肉是热的，因为鸡是能在天上飞的；猪肉是寒的，因为猪在水里趴着。所以，中国人对事物的认识更全面更深刻。

吃饭吃的是什么？是植物的种子。植物会牺牲它的躯干枝叶，把所有的营养集中在种子上。动物也一样，母体为了给孩子补钙，它会脱牙。我们现在说吃红薯、土豆、山药，你想想它们是什么？是植物的种子吗？有生命力吗？

告诉大家四句话。第一句话：五谷为养。养的是您的精。第二句话：

五畜为益。什么叫"益"？锦上添花。您在吃五谷的基础上加点儿肉食，别颠倒了。这是对我们中国人说的。第三句话：五菜为充。吃多了肉，吃些蔬菜疏导一下。没有五谷、没有肉吃的时候，权且充饥。最后一句话：五果为助。

看看我们现在的人，要么把这四句话颠倒了；要么就是顺序搞乱了，要么就是主次分配不均。

按照正确的方法吃饭，才能养精，才能回到那个"真"——跟自然和谐相处。

* 现代人比古人高明吗？

我们发现，所谓现在人类的发展史是科技进步史，而人的本能在退化。我们上中学的时候学过荀子的《劝学》，他说："假舟楫者，非能水也，而绝江河。"意思是说人要善于利用工具。你会划船，不用游泳也可以划得很远。但道家认为，你动了这种机巧的心，就失去了纯朴、原始的状态。你学会了利用工具就丧失了本能。

我们现在都把电话号码存手机里，有谁还能脑子里记住一串电话呢？如果技术手段的提高带来的是人的本能的退化，那么社会发展的趋势就令人悲观。以前没有抗生素的时候，你可以调动免疫系统去跟细菌作战，现在有了抗生素，你就依赖它，后果是用进废退，将来我们先天的那种天真和本能会慢慢地一步一步退化。

我们现在总是觉得自己比古人高明，其实参观一下甲骨文、青铜器，到各种玉器的雕刻，还有秦汉以前精美的文章，你就会发现，其实人的本能在退化。地震来之前，动物有反应，人没反应。很多人说，你讲的这些东西都是倒退的。其实你想想，如果不倒退的话，到机场探测毒品，用仪器探测不就完了，为什么用一条狗呢？科技发展那么强，怎么连狗都不如？

在都市里，高楼大厦越来越多，豪宅别墅越来越多，但人的生活质量其实是在下降。豪宅别墅里住了很多睡不着的人，甚至很多痛不欲生、生不如死的人。与其这样，能不能向后退一步呢？我在北京只能看到满目的人造灯光而看不到星星的时候，就觉得人离自然越来越远了。

因此，我们强调的是，走一条中间路线，不要对外依赖太多，要回归天真、纯朴、原始的状态，让我们对天地的感知更敏感。所以，我提倡亲近自然、回归传统。

所以道家说，"虚其心，实其腹，弱其志，强其骨"。

什么是"不知持满"呢？老天给你的肾精是有量的，你吃饭，饭也在吃你；你消化饭，饭也在消耗你本身的消化酶。所以，如果我们知道悠着点儿用，保持自己不亏损，才有可能活得长。

"持满"就是说，让我们的肾精总是保持一种充盈状态，而不是枯竭。这对应上一句话"以欲竭其精"。

3.养生之道，归根结底是养心之道、养神之道——"不时御神，务快其心，逆于生乐，起居无节，故半百而衰也"

* 伤什么不要伤神

下一句话叫"不时御神"。有一个不以人的意志为转移的系统本能在工作，我们姑且把它称为"神"。怎么调它？"御神"其实是调节奏，这个"时"指四季。

《黄帝内经》的第二篇叫《四气调神大论》，就是说如果你想控制、影响先天本能，很简单，跟着春生、夏长、秋收、冬藏的步调走，就跟它合拍了，天人合一。什么叫"天人合一"？天神和人神合二为一，就是合上拍了。另外，这个"时"我们可以理解为昼夜。日出而作，日落而息，你跟它合拍了，照样能把那个点调过来。

大家都知道坐飞机倒时差很难受，为什么？其实，倒时差是调神。古代非洲有一个民族，走路走快了就要歇一歇，为什么这么做呢？因为神跟不上。有些人不这么做，"务快其心"。这句话最通俗的解释是玩的就是心跳，就是找刺激，什么能让我的心跳加快，我就去做什么。

其实，这种心跳加快或者怦然心动，都是在扰神、乱神，在打乱你本身的节奏。所以，中医讲人要控制好自己的情绪和情感。

中医意识到情绪对身体节奏的影响，它说怒则气上，你一生气，气血就往上涌，怒发冲冠，脸红脖子粗；恐则气下，人受到惊吓，屁滚尿流的；惊则气乱，喜则气缓，思则气结，这些情绪其实都是扰乱了你的内心。

养生之道，归根结底是养心之道、养神之道。你看故宫里皇帝住的地方叫"养心殿"，它怎么不叫"养肝殿""养肾殿"呢？"心者，君主之官也，神明出焉"，它是在背后控制着你的生命。

* 挣钱是重要的，但生活的质量更重要

有的人在夏天 40℃高温时去出汗跑步，对此我没有什么意见，因为在夏天人的毛孔是张开的，是热烈奔放的，这叫"无厌于日"。但夏天怕的是天天吹空调，人造的冷风吹得很多人得关节炎。其实，关节病不是在冬天得的，冬天人知道保暖，夏天毛孔张开，一吹就得了病。

说一下冬泳的问题，很多人说自打冬泳以后，他不感冒了，多年的病也没有了。

冬天万物凋零，但还有松柏，松柏是常青的，如果您觉得自己是松柏，就去冬泳；如果您觉得自己是普通人，那还是猫冬吧！穿得厚实点儿，别裸着。

我的患者中，冬泳诱发心脏病的，冬泳导致自己长一身黑痦子的，冬泳导致自己得抑郁症的例子，比比皆是。所以，如果你有长期养成的习惯，而且通过洗凉水澡能把自己的阳气激发出来，把寒气驱走，而不是把寒气留在体内，那么您适合冬泳；否则不要尝试，做个平常人就好。

我经常劝周围的人，挣钱是重要的，但生活的质量更重要。如果这么

挣钱、这么花钱的话，生活质量会很差。

人，首先要知"道"，其次要知"己"。我们现在培养孩子，总是说要把孩子培养成有用之才。给谁用啊？庄子说了，有用的树全被砍了，唯一保留下来不被砍的，就是那个天真的、长得七扭八歪不中看的。所以，培养孩子要观察他的天性。人是生而神灵，他带有一点儿信息能量，认真观察他，然后选择一个适合他心性的教育方式和生活方式，这才是尽到父母的责任。

可是现在很多父母病态地把自己没有实现的理想强加给孩子，人为制造了矛盾。父母更年期差不多正值孩子青春期，孩子要回归自我，跟你以前灌输给他的教育产生冲突就打架，结果导致家庭不和睦。

古人的价值观和现在倡导的不一样，按照古人这种活法，会活得自然，活得健康。按照自己的本性去自由成长，也许是一个好选择。

中医认为，人生不是痛苦的，从出生到生长、发育、死亡，其实是一种自然的过程，除非你违反了自然规律，有了病痛，才会觉得痛苦。

我们现在闹腾，狐朋狗友一召唤，连续几天搓麻不睡，把自己的节奏给打乱了。其实，这些行为扰乱了自己的神明，最后的结果就是"故半百而衰也"——没到五十岁，手脚活动都不灵便了。

对于生死，孔子讲的是"未知生，焉知死"，道家是直面生死。如果你不把这个问题参透，就不可能珍惜现在健康活着的时光。

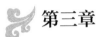

第三章

自《黄帝内经》出现的两千多年以来，人的病理情况没有太大的变化

《黄帝内经》的智慧告诉我们，影响我们身心健康的除了那些看得见、摸得着的东西，还有很多看不见、摸不着，需要我们用心体会的东西，也就是"悟"。

【经文】

夫上古圣人之教下也，皆谓之虚邪贼风，避之有时，恬惔虚无，真气从之，精神内守，病安从来。

1.人活着应该有"智"，更要有"慧"——"夫上古圣人之教下也，皆谓之虚邪贼风，避之有时"

前面我讲了古代得道的高人是怎么养生的，又讲了那些背道而驰的人是如何糟践自己生命的。黄帝听完岐伯正反两方面的回答以后，又有了新的问题。他请教说，上古的高人怎么教导学生呢？岐伯就借着这个问题详细解释怎么具体养生。

*一加一等于二，是智；一加一不等于二、大于二或小于二，是慧

我们总是说《黄帝内经》的智慧，那么"智"和"慧"有什么区别？

首先，智和慧是不一样的。第一，智没有"心"，慧有"心"。第二，"智"怎么写？上面是"知"，下面是"日"，一个明晃晃的大太阳。智是什么？智研究看得见、摸得着的学问。慧是什么？慧研究看不见、摸不着的学问，需要你用心去体会。

一加一等于二，是智；一加一不等于二、大于二或小于二，是慧。

"慧"字里有回归的"归"的半边，它知道物极必反、乐极生悲、否极泰来，知道转弯。要研究养生，离不开"智""慧"这两个字。

首先，我们应该有智，更重要的是，还要有慧。慧是先天遗传的，这人有慧根；智力可以后天被培养、被训练。

《黄帝内经》的智慧告诉我们，影响我们身心健康的除了那些看得见、摸得着的东西，还有很多看不见、摸不着，需要我们用心体会的东西，也就是"悟"。

大家都熟悉《西游记》，唐僧带了三个徒弟，那个功夫最差、挑着担子的叫沙僧，他的法名叫"悟净"。

什么叫"悟净"？有句话叫"眼不见为净"，就说一碗水，肉眼一看清清亮亮，挺干净，但沙僧能悟到里面有东西，他是肉眼看见的吗？不是。是用心体悟的，而且它确实存在。

人受伤以后，大夫会说别沾水。水看着挺干净，但里面有一些细微的物质，用显微镜能看到。肉眼看不见，但是它存在，需要你用心去体会。

比沙僧高一个级别的是猪八戒，他的法名叫"悟能"。什么叫"悟能"？推动物质运动的背后的能量，中国人称之为"气"。我们看到旗在飘，是谁让它飘？有个小孩说是风在推动，风是你看得见的吗？是谁让风动？猪八戒能悟到物质以上的层次，所以叫"悟能"。这就是我们讲的气的最高境界。

孙悟空悟到什么？"空"。空是什么都没有吗？不是。它是以物质和能量形式存在的另一个东西，也就是现在说的信息或信号。

这三个层次要用心体会，这叫"慧"。很多人认为我们必须要实证，要能看得见，摸得着。

摆上棋盘看得见，拿上棋子摸得着，你能这么做说明你有智力。

高手能下什么棋？能下盲棋——不需要棋盘，不需要棋子，而且一步不差，这是慧。简单地说，慧是一种高度的抽象思维能力。

大家觉得奥运会射击金牌得主王义夫的视力肯定特别好，事实上呢？他是近视。他打气步枪打到的靶心，不是靠肉眼看到的，他只知道模糊的方向在哪儿，他靠什么把握位置？用心把握，人枪合一，呼吸、节奏、心神调到一致的时候，一枪中的。

*什么是"虚邪"？

前面谈到了"智"和"慧"的区别，下面我们从这两字入手，看看古代的这些圣贤是如何教育他们的后辈的。

"夫上古圣人之教下也，皆谓之虚邪贼风，避之有时。"

你想养生吗？你想健康吗？你想不得病吗？你想长寿吗？首先，要知道"虚邪贼风"的存在；其次，你要躲它。

什么叫"虚邪"？眼不见为虚，看不见的东西，但这个东西会影响你。"实邪"是什么？吃馒头吃多撑着了，喝口水呛着了，被人打了一拳出现瘀青了……这些都是看得见的东西。

那么虚邪是什么？是怎么害我们的呢？

比如，老百姓经常说，这孩子上火了，嘴上长了大泡，有溃疡，舔上去火烧火燎地疼。

"火"指物质吗？现代医学研究可能有病毒，也可能没有任何感染，无菌性炎症，但我们看到，孩子局部有红肿热疼，我们称之为中了热毒或火毒。这种火毒、热毒是什么？就是虚邪。

中国人发现，随着季节和昼夜的变化，人会受到风、寒、暑、湿、燥、火的影响。当这种气候产生剧烈的变化，或者在此季节出现了反常的气候时，就叫"虚邪贼风"。

遇到"虚邪贼风"，我们怎么对待它？《黄帝内经》说"避之有时"，什么叫"有时"？"时"，主要指时令和时节。

春夏秋冬四季出现的邪气和虚邪，各有侧重，比如春天多风，夏天多火、多暑（湿气和热气容易搅和在一块，就是我们说的桑拿天），秋天多燥，冬天多寒。也就是说，在各个季节变化的时候，"虚邪贼风"会呈现不同的状态，我们要有意识地避开它们。

* 很多人除了不知道，无知无觉以外，还会有意识地人造一些虚邪来伤害自己

我很不情愿看到的现象是什么？现代很多人除了不知道，无知无觉以外，还会有意识地人造一些虚邪去伤害自己的身体。比如，风的问题，以前人们消夏多用扇子，扇子有多大点儿风，但我们现在有电风扇、空调，这叫"人造贼风""人造虚邪"。

有人在晚上睡觉的时候，开着电扇或空调，这就不叫"避之有时"，而是不分昼夜、季节，造出来虚邪伤害自己。

我们都知道，人睡着以后会觉得冷，会盖被子，原因是什么？因为当人睡着后，卫气会缩到人体里。白天人活动的时候，这个气是往外散的；当人睡着以后，它会缩进去，这时人就会觉得冷。

当卫气缩进身体里，我们的自我保护能力就降低了。这时如果您再吹着风或开着空调，虚邪贼风就会乘虚而入。

很多老年人突发心梗或中风，都是在中午小憩一会儿或晚上睡觉的时候，被风或寒气伤到了。

以前人们会在夏天避暑，这时父母会叮嘱你一句："不要吹穿堂风。"为什么穿堂风会让人觉得凉快？因为空气在对流的时候，风速会变得很大，穿堂风就有这个特点。现在大家都喜欢住板楼，南北通透，两边的窗户一打开，通风很好，其实这就是穿堂风。这种穿堂风对保护我们身体的卫气的破坏能力是最强的。

有的人在炒菜的时候，突然想起来冰箱里有一个东西要拿出来用，一边热火朝天地炒菜，一边打开冰箱，这会出现什么问题？当你热火朝天的时候，身体的毛孔是开放的，突然打开冰箱后，冷气就会乘虚而入。

我在临床中观察发现，很多人骑摩托车得了关节炎。你猜他是什么时候得的关节炎？是夏天还是冬天？其实是在夏天得的。因为冬天当人的阳气收回到体内的时候人知道冷，所以冬天人一般穿得厚，甚至会穿皮衣、皮裤，还戴护膝。夏天人穿得少，人的毛孔都是开放的，这时骑着摩托车兜风，看着很帅、很拉风，结果虚邪贼风乘虚而入。

*什么是"贼风"？

什么是"贼风"？它有两个含义，一种是趁你不注意的时候出现的风。人们什么时候不注意？就是大大咧咧的时候，比如，炒菜的时候开冰箱，夏天骑摩托车兜风，睡着的时候……这时身体的防御能力很差。

另一种贼风是什么？古人称之为不合时宜的风。本来夏天应该热，突然六月下雪；本来秋天应该干燥，结果秋雨绵绵；本来冬天应该冷，但现在很多时候是暖冬；本来夏天应该热，结果我们现在吹空调。这种违反季节时令的风，都叫"贼风"。

贼风虚邪侵入人体的特点是，从体表进入人体，然后慢慢地逐步渗透。

*寒邪侵入人体，往往是从脚开始往上走，依次侵入膀胱经、胆经、胃经……

老百姓有一句话"寒从足下起"，就是说寒邪侵入人体，往往是从脚开始往上走的。第一道防线是人体最长的一条经络——足太阳膀胱经，它是从脚的小拇指外侧起，到肩背腰这一大块。所以，很多人着凉的第一反应是肩背腰疼，不舒服；有的人再往上会觉得后脖梗子疼，就是我们经常说的颈椎病；还有人会觉得头痛欲裂，有的人疼得想撞墙……

如果你已经受到寒邪的侵袭，身体内的阳气会过来驱邪外出——你一发热，出点儿汗后，寒气就被逼出去了。但很多人放弃了抵抗，或者阳气不足，这时寒气又会往里走，走到足少阳胆经，它不在后背，在人的两侧，这时人会觉得两根肋岔子胀、闷，嘴里发苦。这会儿不是发高热了，而是打摆子（发疟疾），一会儿冷，一会儿热，中医称之为往来寒热。再往里走，它会侵犯到我们的足阳明胃经。

当寒邪侵入足阳明胃经时，人会出现高热、出汗、口渴等症状，身体的脉特别洪大，这时寒气入里，跟人争夺得更激烈，会出现高热不退的情况。

再来看看热邪。热邪直接侵犯人的肺，这时人会咳。有的人身体还会痒，或者发热，或者挠出红疹。

再往里走，就会侵犯我们的第二道防线——手厥阴心包经。这时人会出现什么症状？嗓子疼，扁桃体肿大了，人会热得更厉害，有些人还会出现心律不齐的症状。

再往里走，尤其是小孩子，会"神昏"，高热昏过去了；还会出现惊厥，我们说孩子热得抽起来了，这已经侵犯了人的最后一道防线——心脏了。

人的三道防线很弱，直接就被攻破了。所以，如果你不去避、不去躲"虚邪贼风"，还要迎着它上的时候，对身体带来的损伤就太大了。

有人问，上火后怎么能把这个火抽出去呢？

中医对火有几种治疗方式，一个叫"寒者热治，热者寒治"。假如你上火了，可以喝点儿凉茶，或用点儿凉性的药，就平衡了。另外，有的人火蹿上来后，好像柴火堆，我们给它挑一下，让火散掉就完了，这叫"火欲发之"。有点儿郁结的火，但还没有崩出来，就因势利导推它一下。

还有的人是上热下寒，不是真热，你摸他的上面是热的，脸上起包，嘴里长溃疡，但一摸小肚子是冰凉的。治疗这种火，不能用凉药，用什么药？得用"火钩子"给他疏通一下。

2. 如何不被爱恨情仇所伤？——"恬惔虚无，真气从之"

* "怒、恐、思、喜、悲"是如何伤人的？

虚邪也跟情绪、情感有关。什么叫"情绪"？开始动心了，这叫"情绪"。再往里深入，就动了感情。人是有血有肉、有情有义的，不是植物。感情、情绪的变化会影响人体气血的运行，气血运行一乱，就会导致疾病的发生。

《黄帝内经》总结了"喜怒忧思悲恐惊"这七种情绪，认为七情的变化会影响我们的身心健康。正常人都有情绪，没有情绪的话，简直像木乃伊一样。怕的是过度剧烈的情绪变化，因为它会影响气血的运行。

怒则气上。

人一生气，气就往上冲。我们经常说这个人争得脸红脖子粗，就是气血上冲的表现。很多人拍案而起，马上中风倒下了，什么原因？气行则血行，气行了以后，颅内出现高压，突然把血管崩开了，人就会昏迷过去。即便抢救过来，也会半身瘫痪。

恐则气下。

恐是什么意思？恐的上面是"巩"，繁体字的巩（鞏）底下有个"革"，巩的本意是拿牛皮绳把东西扎紧了，所以我们经常说巩固。那么"巩"底下为什么带着"心"呢？意思是心里一抽，好像有东西一下把心勒紧了。很多人说心提到嗓子眼里了，还有的人在冠心病发作的时候，有那种恐的濒死感，说不上来的疼痛，觉得自己要死。这就是供应心脏的动脉出现了梗阻，血供不上去了，心脏要停跳了。

还有一种是焦虑症，或者叫焦忧症，也是觉得心里一紧，然后气喘不上来，觉得要死了。可是到医院检查心电图，啥事也没有。这种濒死的感觉也叫"恐"，恐得这么一抽、一紧、一松。哪儿松了？心里一紧，肛门和尿道就松了，所以有人惊恐后会吓得屁滚尿流。这就是恐带来的影响和病理表现。

思则气结。

我们说这个人思前想后、瞻前顾后，想到最后愁肠百结，走不动了。有人出国以后，背井离乡得了思乡病；跟老婆分居，得了相思病。直接表现是什么？吃不下饭。为什么吃不下饭？因为这儿打一个结，那儿打一个结，肠胃蠕动不利索，或者叫"气滞"。这就是思则气结。

喜则气缓。

高兴之后慢慢平静下来了，就是正常的；如果高兴的心情久久不能平静，以至夜不能寐，就是高兴过头了。万物皆有度，人有七情六欲，但过头就不对。

很多人在特别高兴、喜悦、放松的状态下，会出现工作提不起劲的

69

现象。"节后综合征"说的就是这种情况，人们连放几天长假，收假后上班的工作效率极低，为什么？因为"气缓"了，一下子松下去，提不起气来。

悲则气消。

悲是什么呢？悲的上面是"非"，"非"在古文里是两只小鸟相背而飞，而悲是说人在分离时的那种心态。我们经常说悲欢离合，合的时候心情是欢，分离的时候，包括情人之间短暂的分离、长期的分手，还有和自己心爱的物件或工作分开，出现的感情就是悲。

你只要倾注感情于某个人或事物时，你跟它分开，所产生的感情就是悲，有点儿肝肠寸断、伤心欲绝的感觉。

如果长期沉浸在悲的状态里，你会觉得活着没意思。所以，我们在追悼某个人的时候经常说"化悲痛为力量"，这个不容易。很多人经过这个悲痛以后，数年都缓不过劲来。其实，他就是没有调理好这个虚邪。

总之，情绪的剧烈变化对身体的影响，第一是影响我们的气；第二是影响我们的血，进而影响我们的生理功能。比如，长期发怒就是一种病理状态。还有人习惯压制自己的怒气，电影《林则徐》里，林则徐碰到一个贪官贪污银子以后，生气地把茶杯"咣"的一声扔地下了。之后，他抬头看见自己写的条幅——制怒，这是警示自己一定要控制怒气。

如果你本来生气了，一口气上来，但你又把它压了下去，长此以往，你会怎么样？开始它是个念头、情绪，是无形的；接着它郁积成了一股能量，还是无形的，但它已经从无变成了有；时间再长，就会逐渐形成有形的物质。

我们说这个人长了肿瘤，或是良性，或是恶性，大家想想，有形的物质最早是什么？就是闷在心里的一口气。

因此，我们要达到两个境界：

第一，把事情看开点儿。现在很多人对自己的要求不高，但对周围的亲戚、朋友、同事要求都很高，把人都假设为圣人，人家稍微犯点儿错，或发生的事情不如他的意，他就要生气。如果人这么生气，就气死了，所以我们要看见这些事不生气。

第二，生气后要想办法找合适的渠道化解。如果实在转化不了，就找大夫调理，通过针刺、艾灸或中药的方法，能让你的这股邪气通过打嗝儿、放屁排出去，这时你会觉得，原来耿耿于怀的一件事，现在释然了。但那口气如果出不去的话，它会永远待在你的身体里，然后伺机发作。

* 如果你的媳妇和老妈都掉在水里，你先救谁？

我们经常说"爱恨情仇"，前三个字的繁体字"愛""情""恨"都是带"心"的。我们现在总是讲，你要爱别人，你要爱大家，爱社会，这是强迫症。爱是有前提的，是有物质和能量的要求的。

中医认为，如果你的心气是足的，而且心肠又足够热，你才会有爱心。这种爱心第一体现在你爱自己；有额外的能量后会爱你的家人，再有额外的能量你会爱周围的团体；再往大了说，爱这个社会，爱这个国家。这是有顺序的，这才是真爱。

有一个老掉牙的问题，如果你的媳妇和老妈都掉在水里，你先救谁？这个问题困扰了很多人。我的回答是，先救自己。如果我能把自己救上来，这已经是很大的成功了。

如果你会游泳，你想救谁就救谁，别装。你爱你媳妇，你觉得媳妇比老妈重要，那就救媳妇；如果你觉得妈就一个，媳妇可以再娶，那就救妈。但是，无论你救了谁，都要为自己的行为感到骄傲，而不要为你没救谁感到内疚和自责。

我们说爱，先爱自己，有心气、心肠热的时候会爱自己。如果心气弱了或心肠凉了，就爱无能了，用一个字表示就是"哀"，"哀莫大于心死"的"哀"。哀是"心有余而力不足"，同情但无能为力。处于哀的状态下怎么办？还要在那装，还要奉献爱心吗？把自己调养好了再说。

恨是一种什么样的感觉？恨里有"艮"，艮主土石，它是有形物质的积累，就是耿耿于怀。我们说心里有块垒堵着，放不下去，说明这种情绪、感情的伤害已经在你的心里结成了有形的物质，你想劝解也没有用。怎么办？耿耿于怀的块垒我们可以检查到，比如，胁下有硬结，把这些硬结化掉后，才能把恨化解。现在很多人是假装不恨了，其实心里恨得要死，这都是不正确的。

说到"情"字，问世间情为何物？情是信息和能量的交换，它要交换就应该有对应的人，那个人没了，情不就断了吗？对应的人已经不在的时候，我们还在不断地释放，这叫"单相思""丢魂"，最后就是黯然神伤，伤到自己。

* 做到"恬惔虚无"，你就练就了金刚不坏之身

看到这些情绪、感情的变化对身体的伤害以后，怎么办？岐伯告诉我们了，叫"恬惔虚无"。如果能做到这四个字，你就练就了金刚不坏之身，不会被情绪、情感伤害。

"恬"字什么意思？当动物受伤后，它会本能地用舌头舔自己的伤口，因为唾液里含有唾液酶，会加速伤口的愈合。我们在感情、情绪上受到伤害后，无形中想疗愈自己的创伤，会做什么动作？一言以蔽之，恬！

恬是从心理、情绪上自我疗伤、自我平复、自我宽慰的一种能力。有这种能力的人，即便受到情绪和感情的伤害，也能很快得到平复；没有这种能力的人，情绪和感情的伤害会久久地留在自己的心里挥之不去。

"恬不知耻"其实是中性词。有些人厚颜无耻，但有些人过度敏感，不管做什么事，总觉得是自己的错，不停自责，有负罪感，最后甚至以自杀来了结生命。这种人自残以后觉得舒服一点儿，好像惩罚了自己。这是不是病态呢？对这些人，是不是要给他们讲一点"恬不知耻"呢？

生活中我看到很多人干了坏事，倒不觉得羞耻；很多人没干什么坏事，整天自责得不行。为什么？一个是价值观教育的问题；另一个是身体机能出了问题。建议大家多少要学会一点儿"恬不知耻"，让自己从被别人暗示的羞耻感里解放出来，这样才能真正身心健康。要知道，身体的疗伤和心灵的疗伤同等重要。

什么叫"惔"？惔是微微地起一些波浪，不是惊涛骇浪，不是大起大落。碰到事情我也动感情、动情绪，但绝不大起大落。古人说，易涨易落山溪水。山里小溪的水小，易涨易落。如果你的心胸开阔一点儿，经历的事情多一点儿，情绪、情感就不会那么起伏跌宕，这叫"惔"。

大家都知道"塞翁失马"的故事，这是典型的道家的处事风格。塞翁家丢了马以后，塞翁无所谓，认为这未必不是件好事；这匹马带了一匹马回来，大家都很高兴，他依旧很平淡，认为这未必是件好事；儿子骑马训练，摔折腿了，别人觉得是坏事，他又觉得无所谓。如果换作别人，心情肯定大起大落，就像现在很多人炒股一样。如果没有"恬惔虚无"的本领，就不要炒股，否则活得太累，挣的那点儿钱抵消不了治病的钱。

"恬惔"不是没有欲望，而是没有太多、太强的欲望，要寻找到一个平衡点。现在很多人都在追求更高、更快、更强，最后却累死在奔跑的路上。

再看"虚无"。虚无是一种生活境界，古人讲"虚其心，实其腹，弱其志，强其骨"，就是把自己的内心放到一种什么都没有的虚空状态，让自己的思想变得很灵敏、空灵，然后就能体会到自然的变化，听到宇宙的声音，达到悟道和成佛的境界。如果你的心被一些东西堵着、压着，就会活得很痛苦。

人们经常会问，我从哪里来，要到哪里去？道家认为，世界的本源就来自"无"，人都是无中生有。如果我们能真正领悟到那个境界，体会到那种状态，就算是悟到自己的本心，接近佛家讲的成佛的境界了。

"恬惔虚无"是四种不同的境界，首先你得"恬"才能"惔"，"惔"了才能"虚"，"虚"了才能"无"。

如果一个人的心破碎了，他的心神是不安定的，不可能淡定、从容。当你把自己的身心保护得很好时，就像是给闭关的人提供了一个很好的修行环境，这时心才会"惔"。总是处在惊恐、焦虑的状态，心根本就"惔"不下来。

*什么叫"真气从之"？

作为普通人，能做到"恬惔"就很不错了。如果你做到了，就会感觉自己的气血运行不受外边的贼风或情绪的影响。这样气血就会按照它本来的运行规律运行，这就叫"真气从之"。

《黄帝内经·素问·上古天真论》中的"真"就是天然赋予你的本来面目。在父母的精子、卵子结合的一瞬间，"两精相搏谓之神"，两个细胞一结合，人就有神了，而且先天的神带来的能量也开始运动了。慢慢地，一个细胞分裂成两个，两个细胞分裂成四个……之后成为一个人形。

推动人发展的能量就叫"元气"，是先天赋予的。人出生以后，先天元气和后天谷气共同作用，完成整个生命的活动。而"真气"是不可替代、没法复制的，用完了就完了。

当我们处在"恬惔虚无"的状态时，先天赋予的真气就能指挥神去运作。"从之"就是从神，即被心包保护得好好的君主，就是你的心神。你的心神会指挥若定，运筹帷幄之中，决胜千里之外。外边有什么事，咱们就把它解决了；内部有什么乱，咱们就把它平复了。这时气血运行完全是按照神韵的节拍走，你会活得很舒心。推动真气运动的东西叫"元神"。

* 膻中穴、内关穴能帮我们做到"恬"

我希望大家培养出恬的能力。如果你想很快找到一种方法保护自己，中医也有办法。

中医讲的情绪，哪个器官负责？那些表述情绪、情感的字都带"心"，其实情绪是动心的开始，它由我们中医讲的一个脏——心包来负责。我们的心神是被心包保护着的，如果你的心包功能强，感情就被保护得很好，你不容易被伤害，即便受到伤害，自愈能力也很强。

我们有什么办法让自己的心包功能变得强大点儿呢？大家见过大猩猩没有？大猩猩在气急败坏的时候，有一个招牌动作——捶胸顿足。它实际上在拍打身体上的一个穴位，正好是心包的代表穴——膻中穴，我们中医称之为募穴。这个穴位在哪里？两个乳头的正中间。

如果你平时按膻中穴觉得疼，肯定有不良的情绪和感情郁结在里面没有发泄出来，怎么办？你还不如学学大猩猩捶胸顿足，让它散开。这些不良的情绪和感情散开后，你会觉得原来气短、老唉声叹气的症状一下子都给化解了。你可以不找大夫扎针、吃药，自己就能把它化解掉。

大猩猩学过中医吗？没有，这是它与生俱来的天赋和本能。我们现在活得比较刻意，先天的很多本能被压制住了。

另外，我们中国人认为玉能通神，也能保护神。贾宝玉戴了一块玉叫什么？通灵宝玉，正好戴在护心的地方——膻中穴。不见得大家要买很贵

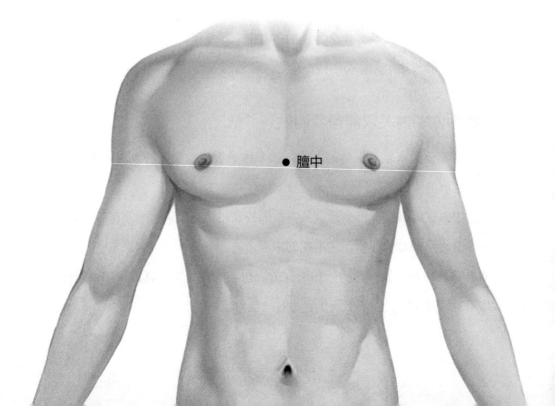

的玉，挑一块玉挂在这里就行。这也是我们传统的保护心神、感情不受到伤害的一种办法。

有一个穴位叫"内关穴"，什么叫"关"？关是一个隘口，是抵御邪气入侵的防守。

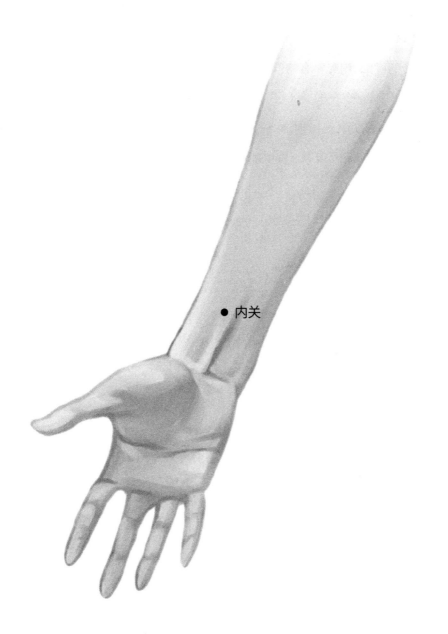

内关

看一下内关穴的位置，大家把手握紧后正好出现两个肌腱，内关穴就在肌腱的中间，大概离腕横纹两指，再往上一点的位置。

很多人内心都很敏感，容易受伤害。大家都知道《狂人日记》里的狂人，他晚上想的都是什么呀？赵家的狗又看了我一眼，敏感到这种程度。而内关穴就是保护我们的内心不受伤害的重要穴位。

如果内关穴的气是弱的，你就会变得非常敏感，感情容易受刺激，情绪容易受破坏。

内关穴有什么用呢？有的人晕车了，按内关穴能止吐。

还有，当你碰到一件内心不能接受的事情时，是不是有种令人作呕的感觉？其实令人作呕是一种身心的表现，不仅是胃，还有内心的不认同。那么按压内关穴就能平复我们的内心，增强了我们的抵御能力。

中国古代的女性都有戴玉镯子的习惯，戴玉镯子的位置在哪里？大概就在内关穴。

内关穴的另一边是外关穴。外关穴是防什么的？防虚邪贼风的。内关穴是防什么的？防感情伤害的。

很多人我们一握手，会发现他的手冰凉，手指凉，掌指关节凉，手腕也凉，而到内关穴就不凉了，说明什么？这个关还守得住。如果内关穴也凉，那就病得太重了。

总之，膻中穴和内关穴这两个穴位能帮我们做到恬。

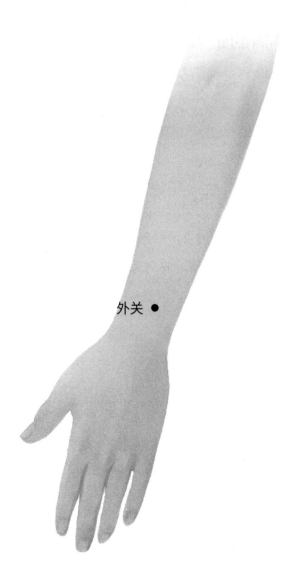

外关 ●

3. 想不得病的最高境界是什么？——
"精神内守，病安从来"

* 心神不宁的人最爱生病

经络和腧穴都是古代的圣贤们在"恬惔虚无"的状态下体会出来的，他们把这种体会详细记录下来——气怎么走，从哪儿走到哪儿，在哪儿有停留。就是说，这个东西是可以重复验证的，如果你按这种方法做，同样能感到气是这么运行的。

举个例子，当你的手被划破时，觉得伤口处的小动脉"突突"地跳，这是你的真气（元气）正在把气血送到这儿来修补它。如果你的伤口长时间不愈合，化脓流水，这说明你的真气没到它该去的地方。

同样，当我们的身体长出癌细胞或肿瘤细胞时，如果"真气从之"，它就会把气血运过来，把癌细胞或肿瘤细胞干掉。可是，如果我们疯狂地消耗元气去干别的事，它就顾不上了。

举个例子，当战士冲锋杀敌的时候，有可能肠子已经流出来了，但他不觉得痛，依然奋勇向前。胜利后，他突然感到，嘿，这是什么东西？一拉，原来是自个儿的肠子，然后才觉得疼。为什么刚受伤时不觉得疼？因为他那会儿的真气被用在了另外的事情上。

我的很多患者都是在精力旺盛地投入到一个大工程后，事情搞定了，然后身体垮掉了。

想不得病的最高境界是什么？我们经常说，没什么别没钱，有什么别有病。想不生病，两千多年前黄帝的老师就告诉你了，"精神内守，病安从来"。

什么叫"精神内守"？精神内守的反义词是心神不宁。"宁"的繁体字是寧，一个宝盖头，有东西罩着，里面有个"心"，然后有个吃饭的盆，叫"皿"，底下还有一个人丁兴旺的"丁"。

"寧"代表了中国人健康的家庭观和生命观，身体健康的状态是心回到心包里，踏踏实实待着，享受它的气血供养。作为人来讲，我有房子住，安居乐业，我的心操持着家里的事，我有饭吃，我的人丁都回来了——孩子在外工作，大家今天也团圆了。

* 总是在漏精的人，神志会恍惚和错乱

在古代，精和神是两个概念。精是物质基础，首先你得有肉身，然后有可供燃烧的物质基础，这叫"精"。

如果精不内守，表现出来是什么呢？就是精外泄了。

精外泄有什么症状？一般来讲，我们大部分人会粗浅地认为，精是生殖之精，如果一个男人总是在遗精、滑精、漏精，就说明他的精是不内守的。长此以往，会出现什么情况？神不内守了。所以，这些总是在漏精的人，会出现神志的恍惚和错乱，注意力总是集中不起来。

作为女性来讲，她的生殖腺也分泌液体，如果出现液体分泌过多，白带过多，特别是现在很多女性做人流或药物流产过多，会伤到自己的精，进而伤到自己的神。所以很多人产后、小产会得抑郁症，为什么？因为生

育孩子要牺牲母体养育幼体，而母体失精后，如果得不到及时、快速的补充，就会陷入一种先失精后失神的状态。我们看到很多极端的报道说有些人生下孩子后自杀了，有些人把自己亲生的孩子杀了以后再自杀，这是她正常状态下干的吗？不是！这是她在失神以后干的。这是失精的典型例子。

我们再想想，雌性动物生完孩子后的第一件事干吗？是把孩子身上的黏液舔干净，那些黏液是什么？是它的精。第二件事干什么？把包裹胎儿的胎盘吃了，这是干什么？一是防止那些恶兽闻着腥味过来吃；二是这种精相当于我们中药里的紫河车，可以补充精。

正常情况下，人体白天心藏神，晚上肝藏魂。可很多人的心神是散乱的，附着在了外界。

有些人失恋以后，别人再给他介绍对象，他也没有兴趣。人家说他被人勾了魂了，他的神在哪儿？在别人身上。

有个小孩子整夜哭，为什么？因为他以前有一个心爱的玩具，被保姆扔了。

很多失眠的人晚上睁着眼睛睡不着觉，他在想什么？他把联合国所有国家的事情考虑一遍以后，天亮了。他的神在哪儿？我们经常说，"志发于四野"，他的心思都在外面散乱着。

现代人不懂得精诚所至，金石为开，不懂得集中自己的注意力，或者不能够集中自己的注意力完成一件事，往往他们的精神是同时分散在很多事情上。所以，你会看到有人在做事的时候，手里摇着笔，嘴里嚼着口香糖，耳朵上挂个 MP3 耳机，眼睛还瞄一眼电视，手还敲着键盘，腿还得哆嗦几下……

你说他在干什么？他能做好任何一件事吗？看这个状态，我们知道这个人的神是散的、乱的，最终的结果叫"狗揽八泡屎"，他一个也得不到。

如果我们能做到保持自己的精，不让它随意流失，守着我们的神，让它关爱自己，"病安从来"。

以上讲的这几句话，希望大家能牢记在心里，融化在血液中，落实在行动上。

*"休"是"休"，"息"是"息"，别搞混了

前面讲了，如果精不内守，女性来例假时，不是血崩，就是小滴出血漏；男人会遗精，老人会遗尿，甚至很多人撒尿时泡沫特别多……

那怎么办呢？要补。

现在，人们存在一种现象——认字不识字。比如我们说的补，其本意和我们想表达的意思不一样。我们现在说的补是益的意思，什么叫"益"？往锅里加东西。什么叫"补"？锅破了，有漏洞了，咱们得把它补上。所以，您是想补还是想益？前提是什么？是判断自己的身体状态。

如果您出现精不内守、不停出汗、不停出血等症状，这才需要"补"。中药里有一系列补药，您是哪个脏腑漏，就用哪个脏腑的药补。

锅补好以后，就可以往里加水了，这叫"益"。现在很多老年人说我要吃补药，其实是他认为自己虚，锅里没水，他要往里加东西。但在我接触的患者里，十个里顶多有一个或半个需要这种补益，大多数人是积攒了很多糟粕，这些人需要把敌人先赶走，然后再去补。不少人的心里很虚

弱，总觉得自己不够强大，需要额外加东西，却没有想到精神内守的力量和人的自我修复功能的强大。

有的人身体挺健康的，但就是睡不着觉，晚上冷不丁就醒了。这个问题表明，自《黄帝内经》出现的两千多年以来，人的病理情况没有太大的变化。其实，睡不着就是中医讲的"神志"的问题。

如何解决睡不着这个问题？我们首先要识一个字——休息的"息"。

什么叫"休"？什么叫"息"？"天行健，君子以自强不息"中的"息"是什么意思？"息"是停止，心不跳了，不呼吸了。很多人是休而不息，身体休息了，心和心神还在奔腾。

"息"有两个意思，第一，是呼和吸的中间，健康人是有停顿的，不健康的人是上气不接下气，没有停顿。所以，这些人不懂得什么叫"息"。你想好好睡觉，就得先调呼吸，把呼和吸中间的停顿调出来，这样你就"息"了。

第二，我们的心脏也是两个心房、两个心室交替工作的。一个在泵血的时候，另一个是要稍微停顿的。如果这个心出问题的话，它会狂跳、乱跳，没有节律，也就没有"息"了。所以，呼吸之间的停顿和心脏搏动之间的停顿调不出来，人就睡不着觉。

有人睡不着时会数羊，其实越数羊越坏，因为人在动意。本来他想忘我，忘掉后天的意，结果他在强迫自己数羊。

其实，与其数羊，不如听自己的呼吸，把呼和吸中间的停顿调出来就可以睡着了。

第四章

做一个走运的人，做一个尽可能全乎的人

如果你掌握了天、地、道的变化，跟着它走，你是得道的人，就叫"有德"；如果你跟自然作对或没有全部掌握自然变化的规律，就有点儿"缺德"或悖德。

【经文】

是以志闲而少欲，心安而不惧，形劳而不倦，气从以顺，各从其欲，皆得所愿。故美其食，任其服，乐其俗，高下不相慕，其民故曰朴。

是以嗜欲不能劳其目，淫邪不能惑其心，愚智贤不肖不惧于物，故合于道。

所以能年皆度百岁而动作不衰者，以其德全不危也。

1.不忧过去，不畏将来——
"是以志闲而少欲，心安而不惧"

* "志闲"：对过去已发生的事和将来没发生的事，你都不要太在意

我们怎么对待自己的情欲呢？

看一下《黄帝内经》的原文，它说："是以志闲而少欲"。先讲一下"志"，"志"在古代有两个意思，一个指往前追忆，这叫"记忆"；另一个意思是往前走，就是我们的志向，就是说你将来要干什么。

我们中国古代的智慧之人，是怎么教育我们对待这个"志"的呢？叫"志闲"。什么叫"闲"？不太较真，想不太认真，不必把一些事过度放在心上。也就是说，对过去已经发生的事和将来没有发生的事，你都不要太在意，要活在当下，这叫"志闲"。

* "志不闲"的人，不仅心有千千结，肌肉中更有千千结

可我们在临床中看到的患者是什么样子的呢？过去的事忘不了，现在的事记不住；白天打瞌睡，晚上睡不着。这是出了什么问题？

中医讲"肾主志"，就是说当一个人的肾气、肾精充足的时候，他无论对过去还是现在，记忆力都是很强的。而当他肾气、肾精弱了以后，就

会出现记忆的缺失，比如，有些人会眼睁睁地指着自己的孩子，却认不出来或者叫不上名字，这就是他生理上出现了问题，导致了心理的变化。

另外，还容易对过去的事耿耿于怀、念念不忘。比如，自己以前被别人打了一嘴巴，如果你把这事回想十遍，等于又被别人抽了十嘴巴。重复是记忆的母亲。一件事反复地回想是不是在加深你的记忆？所以，我们看到很多人总是深深地陷入以前的感情和情绪伤害中不能自拔，一遍又一遍体味着过去的痛苦。这说明什么？说明以前的信息和能量给他带来的伤害，已经在生理层面刻画成了一种记忆。

怎么消除这种记忆呢？需要调理人的生理功能。我们发现，这些有着自己感情创伤的人，"心有千千结"，这个"千千结"不仅是一个文学词汇。当我们检查他的身体和经络时，会发现本来很通畅的肌肉纤维组织也有一个一个的结，相当于结绳记事，一个个地念念不忘。这是对过去的这些爱恨情仇忘不了的结果。

还有一种志不闲的人是什么样的呢？他们对将来没发生的事会急切地渴望，这就是我们说的焦虑症。

很多人说自己焦虑，什么叫"焦虑"？大家可能都听说过一个相声，有一个老头把楼上的房子租给一个年轻人，这人半夜回来，咚咚咚地先扔一只靴子，再扔一只靴子，最后没动静了，老头才能睡着。

后来老头劝过年轻人晚上要小点儿声，当夜，年轻人回家后跟往常一样扔了一只靴子，扔完后突然想起老头的劝告，就轻轻地把另一只靴子放在地下。结果，老头一夜没睡，在干吗？急切地期待着另一只靴子落下，这就叫"虑"。

* 为什么该忘的事忘不了，该记的事记不住？

《黄帝内经》中说，"因思远慕谓之虑"，就是说我已经形成了固定的思维模式，就觉得这事儿必定要发生，然后就焦急地等待着，但这事儿又没发生，这个状态就叫"虑"。

很多人晚上睡不着觉，或者白天总是心慌，在干吗呢？在等什么事发生呢？就像我们过年放二踢脚，固定思维是"咚"地响一声，然后就想着"哒"第二声，最后如你所愿发生了，你心里就踏实了。如果第二声哑了，你就会觉得心里空落落的。

现在，很多生活在大城市的人出现了很严重的焦虑症或躁狂症，问题在哪儿呢？就在这个"志不闲"。也就是说，他以前受过的教育都是一根筋的，比如，有志者事竟成；只要功夫深，铁杵磨成针。很多人按照这个说法去努力了，最后没有成功。还有人从小被教育"善有善报，恶有恶报"，结果他忘了后面还有两句，"不是不报，时候未到"。

也就是说，我们种下了一个因，未必会结一个果；当你播下一粒种子，如果不给它合适的温度、肥料、湿度，未必会长出成熟的庄稼，结出果实。但现在很多人的思维简单而粗暴，认为我只要种下了因，就必定会结这个果。

很多人得了高血压、糖尿病，他就说："这是遗传，我爸就有糖尿病。"他的意思是什么？我有糖尿病的遗传基因，那我肯定会得糖尿病。这种思维叫什么？强迫性思维。

记住，即使你有这个基因，如果你不提供发病条件，就不会得糖尿病。你后天调养得好，而且不给它提供条件，等它攒足快发病的时候，你已经一百二十岁了。

禅宗有一个故事说得非常好，"人生就像一个人摔下了山崖，万幸的是，你攀住了一根树藤，你往下看，是万丈深渊；你往上看，有两只老鼠在啃树藤。"意思是，随着时间的推移，你还是要往下掉。在这种状态下，你该怎么办？应该欣赏周围的风景，边上有草莓，摘下来尝一尝，很甜。

人都是要死的，迟早而已，你总想这件事，会影响你活在当下。其实，我们把每个今天都过好了，生活质量就有保障了。

忘掉该忘的事，留下空间记点儿该记的事。俗话说："不痴不聋，不做家翁。"意思是，有些话是我想听的，就听见了；不想听的就假装没听见，学会屏蔽，学会忘记。

* 人不可纵欲，也不能压制自己的欲望，而要节欲

"志闲"过后是"少欲"，这个欲是本能，与生俱来的。

人不可纵欲，因为纵欲的话会过早地把自己玩完；人也不能压制自己的欲望，那会让你灭绝天性，活得不像人。

我们一般都是从自己的欲望满足中获得一种快感，因为这是动物本能。

"欲"字怎么写？一个山谷的谷加上一个欠，就是代表渴望被满足的一种状态，你把它填平了，快感就来了。

我们发现，"欲"字是不带心的。为什么不带"心"呢？因为当你碰到这件事出现的时候，不见得你会动情绪和感情，它就来了。所以，在纵欲和压制欲望中间，道家选择了节欲。意思是，你把自己的精气神省下来

后，会寻求到另一个层次上更高境界的快乐。

六欲是什么？孔子说过一句话："饮食男女，人之大欲存焉。"所以，说到六欲的第一反应，我们应该想到人的食欲和性欲。

怎么对待我们的食欲？《黄帝内经·素问·上古天真论》说了，叫"食饮有节"，美食家往往有一个很大的问题——一身的病，为什么？因为他们太讲究美食了，吃得太好、太杂以后，过度放纵自己这方面的欲望。

为什么要节欲，为什么要少欲？你吃饭的时候，饭也在吃你。本来，我们吃进去的东西需要转化成精血，靠什么？消耗我们自身的能量，消耗我们自身的酶。所以，道家有一个观点是什么？人这辈子吃的饭是有定量的，东西是无限的，但你消化东西的能量（元气）是有限的。如果你省着用、慢慢吃，就会活得长一点；如果你恣情纵欲、暴饮暴食，总是吃一些最奇、最怪、最难消化的东西，就是在缩短你的寿命。

我们说开门七件事，柴米油盐酱醋茶。你看古人的排列，第一个是砍柴，解决的是取暖问题，烧火取暖；煮上米，五谷为养，解决了温饱；在温饱的基础上，咱要加点儿油盐，这是讲滋味；再加点儿酱醋，这是讲帮助消化；这些都解决了，喝杯茶讲讲茶道，这就是精神享受了。

少欲的原因和目的都在这里。

另外，人在成熟以后，会把繁衍后代作为第一要务。这样的话，就有可能牺牲你的本体。那么我们就应该在繁育后代、享受性的快乐，以及不伤害自己的身体中间找到一个平衡。

儒家说："无欲则刚。"记住，人体衰败的第一个表现，就是没有食欲

和性欲。为什么？没有繁衍后代的能量了。老子讲："坚强者死之徒，柔弱者生之徒""专气致柔，能婴儿乎"，一个有正常欲望的人是有情有义、有血有肉的人。

我的一些患者，特别是抑郁症患者，到后期就是表情淡漠，医学专门名词称之为无欲状。吃饭吧，不想吃，可以几天不吃饭；出去玩吧，没意思；给你发点儿奖金，没意思；到最后活着呢？也没意思。所以，我们对待欲望的态度，不要放纵，也不要过度压制。

* 寒找热、热找寒的欲望，本来是我们的身体求平和的一种本能

六欲的第二个，讲的是温凉寒热，就是你会本能地在身体热的情况下找点儿凉快的，在凉的情况下找点儿热的，这是人本能的欲望。这种欲望在什么时候表现得最明显？在你睡觉以后。热了你知道蹬被子，冷了你知道把被子扯过来盖自己身上。这过脑子吗？动心吗？没有，这是本能的反应。另外，当我们的手碰到一个很烫的水杯或火炉的时候，会本能地把手抽回来。

我们说的欲是生物的本能，不是意识，也不动你的心。这个寒找热、热找寒的欲望，本来是我们的身体求平和的一种本能。就是说人对冷热是有感知的。如果你把身体搞得不健康以后，它对冷热就麻木不仁了。

* 对待欲望，不要过度抑制，也不要过度张扬

我的老母亲有一次跟我说，现在的人需要的不多，想要的多。想要的东西是怎么出来的呢？一个是在酒精的刺激下，人会干一些平时不敢干、不想干、不能干的事。另外，因为互相攀比，本来自己住两居室觉得够

了，一看别人买了三居室，就想，我是不是要买一个四居室呢？这种不切实际的想法时时出现在脑海里，而且把它当成是每天追求的目标以后，人就离自然越来越远。

现在流行的成功学告诉我们，要比，而且一定要往上比。但是，人跟人是不一样的，人比人得死，货比货得扔。人家住那么大房子，挣那么多钱，人家是人家。如果你认为你俩是一样的话，首先前提就错了。所以我们强调要知天达命，人贵有自知，知道自己是老几，能吃几碗干饭，然后做力所能及的事情就行了。

还有句话叫"别光看贼吃饭，不看贼挨打"，看人家活得风风光光的，是露在表面的，他背后受的罪呢？

道家是让人先认识自我，然后去找一个适合自己的生存方式，而且以此为荣。以前中国人渔樵耕读，田园生活，诗情画意，没有人觉得自卑。现在人说，我是个农民，我很自卑。把农民当贬义词，我们的价值观是什么？我们的尊严又在哪儿？在攀比中，最后大家都会失去自我。大家都争着做别人，忘了自己还有个神，忘了让自己高兴的事是什么。

我接触过一些患者，从小被迫按照父母的意愿做大夫。等父母去世，自己也退休以后，突然开始搞雕刻、搞音乐，活得很开心。他以前是为别人活着，等这些束缚被解除以后，他开始找到了自己，为自己活着。

今时之人犯的最大的错误，就是失去自我，忘记了自己的本性，最可怕的就是还把它当作成功。我比较反对竞技场上的竞争，为了得到金牌，把运动员的身体摧残到了极限。有的女性运动员会练得尿血，有的会月经周期紊乱，有的甚至终身不孕。有些人竟然会用一些不法的手段燃烧脂肪，加一些激素；还有一些人，比如说练长跑的，当身体出现疼痛症状的时候其实是提醒你不要再动了，但现在医学技术发达了，可以打封闭，完了接着跑，最后很多运动员的脚都变形了。

这种行为的背后驱动力是什么呢？就是一种与自然背道而驰的理念，即所谓的"更高、更快、更强"。突破人的极限，最后就会导致崩溃。我们强调凡事不要过度，不要过度抑制，不要过度张扬，走中间路线最合适。

* 你可以无知，但不能无觉

我对我的患者说，你可以无知，但你不能无觉啊。有觉就是对冷热有感知。健康的人是对冷热有感知的，不健康以后，对冷热就麻木不仁了。

举个例子，运动员在奔跑受伤后疼得不行，队医马上拿冰袋敷在受伤处，干吗呢？让运动员丧失觉，就不觉得疼了，但他痊愈了吗？没有，为了比赛，暂时不得不这么做。

由此类推，你在饭前喝杯冰水（这种现象在美国很普遍，你去任何一家饭馆，都会先给你冰水，再让你点餐），胃会有觉吗？健康的胃是有弹性的肌肉，是有温度的肌肉，它会对饥饱有感觉，吃到一定程度就不吃了。如果它被冰镇后，就丧失了这个觉，因此可以无限制地往肚子里塞东西，却没有任何感觉。

正常人说吃撑了，但胃被冰镇后就没有感觉、长期这么吃下去的结果是什么？在美国，你会看到很多大胖子。

我们再看很多美丽动人的大姑娘、小媳妇，到了秋冬，甚至在早春，马上就一身春装，开始她也觉得冷，慢慢就不觉得冷了；在被别人多看几眼后，她就觉得心里热了。年轻的时候还行，到岁数稍微大一点儿，那些阴寒、负面的东西进去以后，会停留在她的肌肉、筋骨间，甚至寒到骨髓里，这就丧失了对觉的感受。

不管是冬泳还是游泳，泳池里的水温永远比你的体温低，在游泳前，你必须做好应激的准备。要下水游泳，先做好热身运动。特别是游泳完了，一定要把自己的身体搓热。但现在很多人为了省事，游完泳去蒸桑拿。蒸桑拿的时候，会出现什么反应？出汗，那是出的汗，还是空气中的水蒸气遇到冷的东西结成的水珠？

看《雍正王朝》，雍正经常被康熙派去干一些很难的差事，有的又推不了。师爷劝他别接，但有一天他又接了。当天晚上，他先留了一堆火在屋里烤，然后跳到冷水池里，第二天发起高热来了。康熙还不信，派御医一看真的发热了——先受了热邪，让自己的汗毛孔开放，然后寒邪进去了。

很多人说，芬兰人蒸桑拿，都是先蒸得跟红鸡子似的，然后跳到外边的雪地里，你以为你是谁？

我们现在很多人对待自己的欲望，对寒冷的欲望都处理得不得当。所以，很多人自以为要经风雨、见世面，结果落下一身的病。

蒸桑拿带来的热，是一种邪热，就好像雍正受的刺激一样。别以为这个冷跟那个热会平衡，有的人身上会出现两种邪气，一种是寒气，一种是热气，这样病就会加重。这是我们对待六欲的第二个，大家要少欲，不要过分刺激自己。

"虚邪贼风，避之有时"，避之唯恐不及。大家记住，热跟热是不一样的。家里都烧过暖气，你看暖气片给人的感觉，它是水暖，跟电褥子不一样。

烤鸭为什么用果木而不是用炭来烤？这种热的频率、幅度跟人体接近，它不是邪热，能跟你产生共鸣。其他的跟你的频率不一样，烤着不舒服。另外，这个汗是我们人体精气神"精"的一部分。这样出汗不是在排毒，而是在精神内守的反面，你在遗失你的精，在外泄。

如果想刺激，趁着年轻自我修复能力、代偿能力非常强的时候去，过了高峰期，即女人过了二十八岁、男人过了三十二岁后，就不要这么瞎折腾了。

很多人烦老子、庄子的理论，说你们总是讲"无为而治"。我告诉你，无为而治比起干蠢事、瞎折腾，就是进步。现在很多人认为自己干的是对的，结果付出惨重代价。

* 要想心安，就要让自己的心神不受伤害

六欲的最后一个涉及人的心理，这就是人求生存、求安全的欲望。简单两个字，叫"安危"。

安的本义是什么？我们的祖先选择定居的地点，要找一个三面环山，一面有出口，易守难攻的地方建立城市。

如果我们想心安，你要做到什么？第一，家里有个女人，这个女人就是我们说的心神，应该是会回来的；第二，心神回来后你得罩得住人家，把人家保护好。

保护好我们心神的功能和实体是什么？就是我之前讲的心包对心神

的保护作用。**危难时间长了，人会想求安生；可是安逸久了，人会找刺激——找那个危。**

现在的很多社会新闻里，有些富二代找刺激，开着跑车飙车，而且是在市区有人行道的地方，最后把人撞死了……这些人干吗？就是在高危的状态下刺激自己的心神，求得一种快感，这是一种本能的欲望，导致他们做了很多不切实际的事。所以，这个欲望如果处理不好，就会变成妄想的妄，最后伤害自己。

有个成语叫"居安思危"。"危"是象形字，是在高高的悬崖边上站着一个人。险是路上堵了很多东西，你过不去。危是什么？危如累卵，你把鸡蛋摆起来摇摇欲坠的状态，人在悬崖边上往下掉的状态。

心包是臣使之官，负责守卫心神的安全。如果一个人的心包破碎，或功能衰退了，外邪就会长驱直入。心包把心神保护好了，人就没有任何怕的东西，这就叫"不惧"。

西方也有"心包"这个词，叫 Pericardium，它是指包裹在心脏周围的脂肪或膜类的东西。中医讲的"心包"又叫"心主"，指肉质的跳动的心，是能看得见摸得着的，它里面寄居的精神层面上的"心神"，我们称之为心。汉字里所有带"心"字边、"心"字底、竖心旁的字，都是指人的精神意识和思想活动，比如"恨""爱"，等等。

中国人讲的"心"不是指肉质的心脏，肉质的心脏叫"心包"，它也是肉。

"心"到底在哪儿？其实就在我们的胸腔正中，它的两侧各有三个穴，

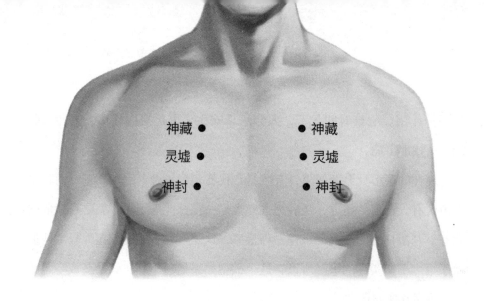

叫"神封穴""神藏穴""灵墟穴"。"心"就在这儿，所以，**我们碰到陌生人觉得不安全时，就会不由自主地把两个胳膊交叉护在胸口，为什么？保护自己的心神不受伤害。碰到自己信任的人以后，我们会张开怀抱。**

求安的心怎么达成呢？我们发现，现在很多人在没有战争、没有危险、没有敌人的情况下，依然活得内心很不安。特别是一些早期的焦虑症、抑郁症和躁狂症患者，他们会出现一些状况——害怕嘈杂的人群，害怕听到打雷的声音，回到家以后，赶紧把门锁好，打开灯，拉上窗帘。如果家里没人陪伴，甚至晚上没人陪着睡觉，他一宿都睡不着，内心极度不安。

这种人出了什么问题？难道他们必须住在坦克、碉堡里才会觉得安生吗？其实，他们跟外界没有关系，而是内在出了问题。

临床上有一些患者，晚上睡觉很敏感，隔壁房间发生什么事，他都能听见，厨房或洗手间的水龙头在嘀嗒也让他睡不着，为什么？他的心不安，没有保护层。

有人问："晚上睡觉特别爱拉窗帘，这样是心不安吗？"

孔子说："君子食无求饱，居无求安"，什么意思？给自己的消化功能留点儿余地。老百姓说，饭要吃七八分饱，一下塞满了，平滑肌的限度就被打破了。

"居无求安"，红军长征是"天当被，地当床，野草野果做干粮"，那样他们也能睡得着觉。不依靠外界的房子、窗帘保护，他们的内心有一个保护心神的东西。所以，像这种住在碉堡里也打哆嗦的人，要从内心找原因。如果心的防线被攻破，很容易受伤害，他会变得很敏感，甚至出现一些幻听和幻觉。

中药有很多补心气的药物。还有补心的穴位，叫"神门穴"。你那个门是不是没关严？门如果漏了，人也出神。我们中医就用艾灸的办法给他关上门，补好了以后，人就觉得没事了。开着门，不关窗户，不拉窗帘他也能睡得着。

所谓心安的人是什么样呢？泰山崩于前而色不变，麋鹿兴于左而目不瞬，对我都没有任何影响，我自得其乐。

如果你能做到"志闲而少欲"，你的心神是在心里待着的，而且被保护得好好的。你不会对过去的记忆念念不忘，也不会对将来的事没完没了地焦虑，就会做到"心安而不惧"。

● 神门

另外，惧和恐是两个概念，恐是非常严重的心里抽紧了，惧是眼睛瞪大了。心安的人不会出现大惊小怪的表情，他会处之泰然。

99

2. 怎样对待自己的身体和欲望？——"形劳而不倦，气从以顺，各从其欲，皆得所愿"

* 任何劳动都不要突破极限

怎么对待我们的形体呢？《黄帝内经》中说了"形劳而不倦"。

"倦"是一个单人旁加"卷"组成的。如果肌肉太疲惫，就开始痉挛收缩，卷起来了，这叫"倦"。"形"指我们的肉体，包括四肢和腿，当它用力工作时不要让它超过极限。极限的表现就是抽筋。

华佗在发明五禽戏的时候，对他的徒弟说："人体欲得劳动，但不当使极尔。"这是我们道家对所谓锻炼身体或劳作的态度：人应该经常动一动，活动活动手脚，但不要突破极限。为什么不要突破极限？因为突破极限后，就会对你的身体造成伤害，就会抽筋。

如果形体活动过多，就是"劳"，劳是在没加润滑油或没打气的状态下不停地劳作。劳的繁体字是"勞"，上面是两个"火"，意思是本来应该日出而作，日落而息，但你却点灯熬油工作，这叫"劳"。比如，轴承不加润滑油，磨着磨着它就磨坏了；自行车如果不打气，轮圈就凹凸不圆了。

人有没有这种状态？当你的眼睛干涩的时候，还盯着电脑屏幕打游戏，这也是劳；当你本身没有能量输送到肌肉上的时候，你还在做所谓的锻炼，这是在拉伤你的肌肉和韧带，这都叫"劳"。

因此，要恢复知觉的话，身体会给你一个信号说，过了，不要再这么折腾了，停一停，但现在有了高科技，有的运动员脚疼，打一针封闭，让自己的觉丧失，接着再跑，跑到最后，脚都会变形。很多人工作一天后回到家，一头栽在沙发上、床上，就在那里躺着，这是累过度了。

所以，不要让自己的身体劳动过度。

总之，"形劳而不倦"就是说，第一，我们晚上的工作不要过度；第二，不要累得抽筋。现在很多人倦了以后，他不是去休养，而是吃兴奋剂、壮阳剂再去"劳"，这对身体太不好了。

"倦"通常以疼痛的方式表现出来。人在倦了以后，身体处于一种痉挛状态。过了这种状态还不能修复的话，就会留下瘀血、痰浊，在局部形成阻滞，过不去就会"痛"。过得太厉害了，就是冲得太狠了，会形成"疼"。

疼痛是主观感觉，不是客观存在。当你有疼痛感觉的时候，说明你的身体哪里出问题了，需要修补。大夫因势利导，缓解疏通，最后疼痛感消失了，也就是把"形劳"造成的恶果解决了。但比这更坏的就是疼痛完了以后麻木。我的很多患者扎针到后来就觉得，哎呀，现在我觉得这么疼。以前是没有知觉的，现在恢复了。

* 为什么正常的人是头脑冷静、手脚暖和；
不正常的人是头脑发热、手脚冰凉？

如果做到以上几点，"气从以顺"。从谁？"真气从之"，你的气血运行会听从内心的神明指挥，按照它固有的规律走，这叫"顺"。

顺的反义词是"逆"（中医有个方子叫"四逆汤"，治疗的是四肢厥逆）。

如果气血逆着走会怎样呢？我们吃完食物咽下后，经过十二指肠、小肠，再通过结肠，最后由直肠排出来，这叫"顺"。如果不顺，吃东西就会堵得慌，咽不下去，吃完还打嗝；有的人会全吐出来，中医叫"倒仓"。

另外，女孩子来例假，血是往下走的。现在，很多人出现"倒经"——该来例假的时候，下面没有出血，鼻子每个月定期出血，这种气血就属于"逆乱"。

还有的人手是冰凉的，我们叫"鬼手"，凉得简直不像人的手，这是气血到不了末梢枝节，也是气血逆乱的一种表现。

正常的人是头脑冷静、手脚暖和；不正常的人是头脑发热、手脚冰凉。北京话说，手脚冰凉是姥姥不疼、舅舅不爱，这是把生理、病理的现象跟心理结合到一起了。而且我们发现，当内心着急、情绪激动的时候，手脚会变凉。因为气血都往心脑区供，就牺牲了末梢循环。

手脚冰凉的人要注意几个问题。第一，你有没有气；第二，你的经络顺不顺。举个很简单的例子，如果家里的暖气片不热，你要考虑两个原因。第一，锅炉房没好好烧，这叫"没气"；第二，锅炉房好好烧了，但通往家里的管道堵了，这叫"气不顺"。

怎么解决？如果不烧锅炉的话，就要加燃料；如果管道堵了，就要疏通。千万不要判断错了，本来是管道堵了，你还在那儿加燃料烧锅炉，最后锅炉炸了，你家也不热。

很多手脚冰凉的女孩子脸上一脸红包，什么原因？这就是锅炉房烧着，但是管道堵了，这个气没跑到末梢上，跑脸上了。如果脸是煞白的，手也是冰凉的，而且经常冻得发抖，容易感冒，这个人就是锅炉房没烧，没有气。

"气从以顺"的意思是，第一，你的体内要有气；第二，你的气要顺着经络走，不能逆着。爱看武侠小说的人都知道，人体内的气走来走去是有方向的，走不通时，你帮它一把。

* 怎么对待自己的欲望？"志闲而少欲"；
怎么对待别人的欲望？"各从其欲，皆得所愿"

"各从其欲，皆得所愿"这一句是中医对待人的态度和价值观。我们经常说一句话，是孔子说的，"己所不欲，勿施于人。"这句话大家觉得挺好，反过来讲，己所欲，就要施于人吗？我爱吃猪肉，就让大家都吃猪肉吗？我认为中医好，就要让大家都学中医吗？

现在多少家长，总把子女当作自己的私人物品，打着"为你好"的旗号在残害自己的孩子。这是把自己的欲望强加给别人。这个错误的关键在于，站的角度错了，他们只看到了自己的"欲"，没有想到孩子真正想要的是什么。

怎么对待自己的欲？"志闲而少欲"；怎么对待别人的欲？"各从其欲，皆得所愿"。

欲是低层次的、生物本能的需要，愿是更高层次的精神上的追求。大千世界是形形色色、很复杂的，千人千面，各有各自不同的身体结构、能量结构和精神结构，都有不同的欲望和追求。

只要你顺从的是健康状态下的"欲"，就会活得很快乐。千万别被欲望压得满肚子邪火，经络被堵得七拧八拧的，这样就会产生病态的欲望。

要实现"各从其欲"，首先，就要尊重自己现有的欲望，然后，要用后天的意识去满足它，这是最人性的生活方式。

"皆得所愿"的"愿"比"欲"的层次高，"欲"是身体本能的需要，比如，温饱、安危，而"愿"不是，它脱离了物质，是一种精神上的追求。

道家的主张是"百花齐放，百家争鸣"，最后达到"各从其欲，皆得所愿"的境界。这个世界如果真是这样，就太完美了。现在提倡的和谐社会，其实就是中华文明的根源。谐是需要的时候大家齐心协力，要掌握什么时候和，什么时候谐。

3. 把物质层面的享受变成精神层面的享受——"故美其食，任其服，乐其俗，高下不相慕，其民故曰朴"

* 先得吃好了，你才能觉得生活美好，活着有意思

"各从其欲，皆得所愿"，具体表现在哪儿呢？

"美其食"。我们要落实在自己的饮食上，现在很多人忙了一天，最后扒拉几口饭，他在追求自己的理想吗？错了，我们要活在当下，把自己的每一顿饭吃美了。而且大家记住，我们对同一件事的欣赏，也会随着身份、年龄、地位的变化而对它产生不同的感觉。

珍珠翡翠白玉汤就是一锅泔水，为什么朱元璋逃难的时候，觉得它美得不得了？等他当了皇上，再如法炮制做了一锅，别说吃了，闻闻都觉得想吐。问题出在哪儿？珍珠翡翠白玉汤没变，谁变了？人变了。

把物质层面的享受变成精神层面的享受，这叫"美其食"。食色，性也。先得吃好了，你才能觉得生活美好，活着有意思。

现在很多人吃饭已经不叫"吃饭"了，不过是机械地往肚子里塞东西，这就太可惜了。建议大家下次吃饭的时候，不要盯着锅里的菜。夹一小块烧牛肉，就着白米饭，认真咀嚼，这时候你会发现，饭怎么那么

好吃。

中国的营养学和西方的营养学最大的区别在哪儿？西方的营养学以吃的东西为本，会把食材含什么，比如，脂肪、蛋白质、氨基酸等分得很细，它不关心谁吃，不关心吃的人当时的心情，不关心吃的人当时处在什么季节……

中国人的饮食观是什么？以人为本。谁吃？什么心情下吃？怎么吃？狼吞虎咽和细嚼慢咽一样吗？吃进去的感觉美吗？……

* 真正讲究的人，是注重内衣品质的人

"任其服"。衣和服的区别在哪儿？衣是罩在服外面那一层的；服是内衣，是贴着肉穿的那个东西。

什么叫"任其服"？人们看不见的贴身穿的那身内衣，一定要合体、舒服。因为这涉及价值观的问题，你是让别人看着好看，还是让自己觉得舒服？**真正讲究的人，是注重内衣品质的人；不讲究的人，是在外面挂名牌的人，做给别人看，可能自己穿得很不舒服，但别人看着好看。**

举个例子，现在很多男性患有不育症，主要原因是精子的成活率下降。原因是什么？内裤过于紧绷狭窄，以至于局部温度过高。现代人爱穿牛仔裤，绷着自己显得性感；古代人穿缅裆裤，宽松肥大，有益于身心健康。牛仔裤虽然外人觉得好看，但自己受罪，还遗祸子孙。所以，我们穿衣服第一是为了自己舒服，不仅仅是为了让别人觉得好看。"楚王好细腰，宫中多饿死。"这是犯贱。有品位的人应该让自己的身心先健康。

另外，我们管喝中药叫"服药"，为什么？以前人治病是通过气味来影响你的身体，把中药做成香囊，挂在自己的内衣里，行走坐卧之间你会

闻到那个气。通过闻这个味，就把你的病治好了，这叫"服气治病"。慢慢地演化，喝汤药也作为服气治病的一种延伸，所以叫"服药"了。

现在，有的地方还有这种传统，比如，三月三大家送香囊。我们以前说的"佩服"，也是中医治病的一种方法。佩是挂玉牌，戴镯子，环佩叮当。这都是我们中国的传统，遗憾的是经过很长时间，我们把它忘掉了。

* 成不了仙怎么办？咱就做个俗人吧

"乐其俗"。俗的反义词是"仙"，成不了仙怎么办？咱就做个俗人吧。这个俗是千百年来在这片土地上生长的人们形成的风俗习惯。现在逐渐在恢复传统，为什么？这种传统几千年传承下来有它的道理。我们说"上堂问礼""入乡随俗"，怎么对待我们中国人几千年的风俗习惯？比如，清明节大家去扫墓，端午节大家驱五毒……这些习惯你仔细研究，都与人的身心健康有关。对待几千年的风俗习惯，一定要尊重并享受它带给你的快乐。

* 别光看贼吃饭，不看贼挨打

最后一句就落实到，怎么对待周围的人，怎么对待攀比的问题。《黄帝内经》中总结出一句精辟的话叫"高下不相慕"。你挣八千，他挣一万五，怎么办？古人有句话，要想人前显贵，必定人后受罪。你总看见人家挣了一万五，怎么不看人家背后受的那些罪呢？也许你真正了解到背后受罪以后，你还不想挣那一万五。

道家认为，每个人都是天造地化、独一无二的精华，每个人都跟别人是不一样的。尺有所短，寸有所长。你这儿比我强，你那儿就比我短。所以，我们要有一种心平气和的状态，各吃一碗饭。也别光看贼吃饭，不看贼挨打。先了解自己能吃几碗干饭，了解自己的内心适合做什么工作，然后自得其乐。

我们现在的快乐都是在跟别人的攀比中得来的，一看周围没有参照物的时候，这个人就很失落。没人看我，没什么可比，出问题了。

活，首先要活给自己看。能达到这种状态的人，叫"其民故曰朴"。树没有被剥皮，没有被修理，就叫"朴"，这个状态是最天然、最接近自然的状态。可是我们现在人为的、刻意的东西太多了，让我们活得很伪，离天真太远。

4. 如果你跟自然作对，就有点儿"缺德"——"是以嗜欲不能劳其目，淫邪不能惑其心，愚智贤不肖不惧于物，故合于道。所以能年皆度百岁而动作不衰者，以其德全不危也"

* 什么都想要，什么都想占，最后一个都得不到

"志闲而少欲"的反面就是嗜欲，什么叫"嗜欲"？沉溺于某种欲望中不能自拔。所以我说了，眼睛盯着电脑、电视打游戏或看剧，如果嗜欲太深，就会让你的眼睛觉得干涩，视力下降。

"嗜欲不能劳其目"，我们有自己的爱好，但不让它发展到损伤我们眼睛的程度。

"淫邪不能惑其心"，在古代，淫是过度的意思。范仲淹的《岳阳楼记》中说，"淫雨霏霏"，意思是雨下得没完没了。

"淫邪不能惑其心"的意思是，外面过度的那些引诱，不能惑我的心。惑是什么？可选择的东西太多之后，挑花眼了。外面过度的引诱太多了，你定不下跟着哪个走，就把自己的心搞乱了。

惑的反义词就是"定"，弱水三千，我只取一瓢饮，一看这个人就定。那么导致自己惑，不是说外面的引诱太多了，而是你内心不确定的东西太多了。

孔子说的"四十而不惑"是什么意思？男人大概到四十岁的时候，知道自己是什么人，能吃几碗干饭，能干什么了，定了。所以，他就不瞎挑了。四十岁以前，还不知道自己干什么，所以，总做美梦，设想着可能性很多，所以他不确定。

当人定了以后，貌似放弃了很多东西，但舍了以后，得到更多。不舍谁都想要，谁都想占，最后一个都得不到。

* 成为一个走运的人

下一句是"愚智贤不肖不惧于物"，人生下来都有区别，"愚"是想不开的人，"智"是知道往哪儿走的人，"不肖"是什么意思？肖是像的意思。

这句话的意思是，不管我们生下来，智力、生理、心理有多大差别，我们都有一个共同特点——"不惧于物"。

现代社会物欲横流，物欲横流的结果是什么？我们成了物质的奴隶，买辆车伺候车，买栋房子伺候房子，所以，很多人受累于物，把自己宝贵的生命牺牲在不同的物中。有几千间房子，一夜能睡几间？十间房子轮着睡，你不就睡一张床吗？你有那么多好吃好喝的，你一天吃几顿饭？你不就吃三顿饭吗？

不要做物质的奴隶，这样的话，"故合于道"。

什么叫"合于道"？什么叫"天人合一"？你的身心变化和天地的变化合上拍子，就成为一个走运的人。这时你会觉得，做很多事不用费很大力，不用很刻意，事情就搞定了。

从养生的角度来讲，你才能"年皆度百岁而动作不衰"，因为"德全不危"。什么叫"德"？道是自然的变化，德是人，里面还有一个心。

如果你掌握了天、地、道的变化，跟着它走，你是得道的人，就叫"有德"；如果你跟自然作对或没有全部掌握自然变化的规律，就有点儿"缺德"或悖德。

我们要做什么样的人？要做一个尽可能全乎的人，跟着自然变化的道走。这样的话，我们才能身处不危之地。

* 知道《黄帝内经》的智慧，就能无病少灾吗？

谁把我们的病治好的？大夫；谁把我们害死的？大夫。如果你想扮演拯救人的角色，那就要承担治死人的角色。谁把人治好的，自愈的。虢国太子都已经装棺材了，扁鹊把他救活了。后来人们就说扁鹊能起死回生，扁鹊说，"余非能生死人"，我可不能让死的人活过来，"因其自当生"，他还有生机，我扶了他一把。

谁是主要治病的？患者自己。我们说的这一切，是让你恢复自己的生机、本能。动物有医院、大夫、药房、护士吗？没有。那为什么能经过几亿万年生存到现在呢？天赋本能。

中医和道家认为，**你本身有一套自愈的本领，只是你把它伤害了。大夫的作用是帮你把它唤醒、恢复，所以，我们要"合于道"，这样你的生机就萌发了，生机就重现了，病也就治好了。**

第五章

关爱身边的女人，从了解她的生理变化特点开始

关爱自己身边的女性，不管她是自己的母亲、丈母娘、妻子还是女儿，我们首先要知道她的生命变化规律，然后去顺应。

【经文】

帝曰：人年老而无子者，材力尽邪？将天数然也？

岐伯曰：女子七岁，肾气盛，齿更发长。二七而天癸至，任脉通，太冲脉盛，月事以时下，故有子。三七，肾气平均，故真牙生而长极。四七，筋骨坚，发长极，身体盛壮。五七，阳明脉衰，面始焦，发始堕。六七，三阳脉衰于上，面皆焦，发始白。七七，任脉虚，太冲脉衰少，天癸竭，地道不通，故形坏而无子也。

1.《黄帝内经》是先讲女子养生的

* 一般去我诊所看病的，女性比男性多

有人问我，一般去您诊所看病的，男性多还是女性多？不用问，女性多。为什么？男人不太关心自己，有事容易扛着；而女人比男人敏感一些，因此更注重保护自己的身心健康，这也是女人比男人长寿的一个主要原因。

* 为什么人到一定岁数后，就没有生育能力了？——"帝曰：人年老而无子者，材力尽邪？将天数然也"

以下，黄帝更深一步向他的老师岐伯请教，"人年老而无子者，材力尽耶？将天数然也？"

黄帝说，我发现人到一定岁数后，就没有生育能力了，其间的奥妙在哪儿呢？

在岐伯的回答中，首先讲的是女子养生（西方的习俗是 lady first）。

为什么把女子养生放在男子养生之前呢？回想一下，不管哪个民族，都是先有母系社会的存在。什么叫"母系社会"？就是氏族或部落的最高领导人是女性。

在蛮荒时代，自然环境十分恶劣，人们要跟野兽搏斗，要在大自然里觅食，需要的应该是筋骨强壮的男人，为什么女人反而当了领导者？

我们往往以为上古之人是茹毛饮血、没有开化的，其实这是一种很大的误解。在古代，领导柔弱的人们与自然斗争、索取并和谐共存，需要领导者对自然有很高的领悟和感知能力。有这种能力的人，恰恰不是男人，而是"巫"——"巫"的本义是上知天文、下知地理、中知人和的人，巫都是女人。因为女人有与生俱来的特殊的第六感，有一种超强的感知、感觉的能力。

2.女子七岁以前，还是黄毛丫头——
"女子七岁，肾气盛，齿更发长"

* 女孩子七岁时，开始换牙

岐伯说："女子七岁，肾气盛，齿更发长。"女孩子到了七岁的时候，她开始换牙了。"发长"不是说她以前不长头发，而是说她还是黄毛丫头，头发比较稀疏，或者颜色比较发黄，这是我们普通老百姓都能观察到的现象。

这种生理变化的基础是什么呢？

《黄帝内经》说了"肾气盛"，就是说女子七岁的时候，在肾气的推动下，开始出现生长发育过程中第一个显著的变化。

* 为什么老百姓称呼女孩子"闺女"？

七岁是虚岁，这和中国人对生命的认识有密切关系。中医认为，人在受精的那一瞬间，一个新的生命就诞生了。当婴儿在母体存在的时候，已经是鲜活的生命了，只不过看不见，所以叫"虚"。十月怀胎出生以后，基本将近一岁了。所以，计算年龄时要加上这个。**有句俗话说，活人要说虚岁，死人才说周年。所以，报年龄时别总是少报那一岁，你的生命在母**

体中已经开始了。

老百姓称呼女孩子"闺女",为什么?这要谈到古代的男女分工。"圭"是两个"土"叠在一起,圭表是中国古代科学家发明的度量日影长度的一种天文仪器;日晷起源于圭表,也是测量日光日影变化的仪器。故宫太和殿前摆着一个日晷,它是斜的,太阳一转,影子就随着它转。古代的巫上通天文,女人的职责是研究日月星辰的变化。中国最早的历法是女娲历,女娲发现一年三百六十五天,四年以后就差一天,她把那天补上了,所以叫"女娲历"。

不要小看闺女,她是上通天文的。女孩子开悟得早,身体发育得早。这是正常的女孩子。

有些孩子会出现生长发育迟缓的问题,比如,说话比其他孩子晚,乳牙长得晚,抬头看人的时间也比别人晚……碰到这种情况就要观察囟门。

孩子出生以后囟门都是开着的,一呼吸囟门就一呼一合。有的孩子囟门闭合晚,这说明肾气不够盛,先天发育不太好,只能虚则补之,实则泻之。有些孩子出现了"五迟五软"(五迟指立迟、行迟、语迟、发迟、齿迟;五软指头项软、口软、手软、足软、肌肉软)的病症后,要有意识地在饮食中加一些补益肾气的药物。

怎么补肾呢?先要看孩子有没有漏洞。小孩子最容易出现的一个漏洞是流口水,另外是尿床,有些小孩子持续到十二三岁,甚至十五六岁。这就说明他在漏,肾气不太足,兜不住。

补肾最忌讳吃什么味道的东西?大家都有经验,小孩子吃甜的食物过多，会出现龋齿，现代医学对此解释是有细菌、病毒。中医认为，吃甜食过多，本身就会对自己肾气的充盈出现抑制作用。

怎么办呢？

第一，我们要少给孩子吃甜食；第二，我们要在食物中有意识地加点儿补肾的药物。平时生活中，什么东西容易把漏洞粘合起来？肯定是有黏性的东西。什么食物有黏性？比如，糯米糕、秫米糕、黄糕，还有把面粉洗到最后，淀粉都洗没的时候留下的面筋。

如果这些还不够，我们会用到一些中药，这些中药很有意思，你看它的时候就会知道，它会出现很黏腻的抽丝般的效果。比如，我们常用的补肾中药杜仲，它是杜仲树的树皮，稍微炒一下，小孩子用它可以止遗尿，如果孕妇出现了先兆流产（这也是肾虚），也可以给她补住或兜住。还有一味非常好的中药叫益智仁，它能很好地让人的精血充盈，增进智力的发展。

观察一下自己的孩子，如果女孩子到了七岁还没出现"齿更发长"的生理变化，就要考虑是不是肾气不够盛。反过来讲，有些孩子没到七岁就开始换牙，或者提前出现了生理或心理的变化，就要考虑是不是饮食里添加了太多助生发的药物。

同龄的男孩子和女孩子相比，女孩子会先换牙，男孩子要晚一点。在女孩子七岁前、男孩子八岁前，是没有性别意识的，所以叫"青梅竹马，两小无猜"。他们还处于懵懂状态，"没开那个窍"，这跟肾精密切相关，因为"开窍"需要肾精推动气血。但七岁之后，女孩子的性别意识开始出现了，不爱跟男孩子疯玩了，这就到了另一阶段。

3.女子到了十四岁，就有生育能力了——"二七而天癸至，任脉通，太冲脉盛，月事以时下，故有子"

*任脉通不通，看她嘴唇的颜色就知道

二七的时候，女孩子会有什么样的变化？

"二七而天癸至，任脉通，太冲脉盛，月事以时下，故有子。"

"月事以时下"，就是说女孩子开始来例假了，而且是按照固定的时间来的。这个固定时间是多少呢？往往大家都认为月经是一个月来一次，其实不是。准确的应该是二十八天。

"故有子"，理论上讲，女孩子到了十四岁就有生育能力了，那么前提条件是什么？

第一，要有"天癸至"。天癸是什么？根据我的理解，天癸是肾气化生的类似激素的东西。它像一个小打火机一样，没有它，其他都不可能发生。

第二，任脉要通。有了导火索，如果经络不通，也不可能有正常的月经。经常看武侠小说的人都知道，要打通任督二脉。

任脉从丹田出来，经过会阴往上走，经过肚脐，然后经过喉结、下嘴唇，环绕口唇，进到眼睛。任脉是怀孕、妊娠的意思，主阴，走的是女性的阴面。这就说到阴和阳的问题，女性属阴，所以她最重要的是任脉。

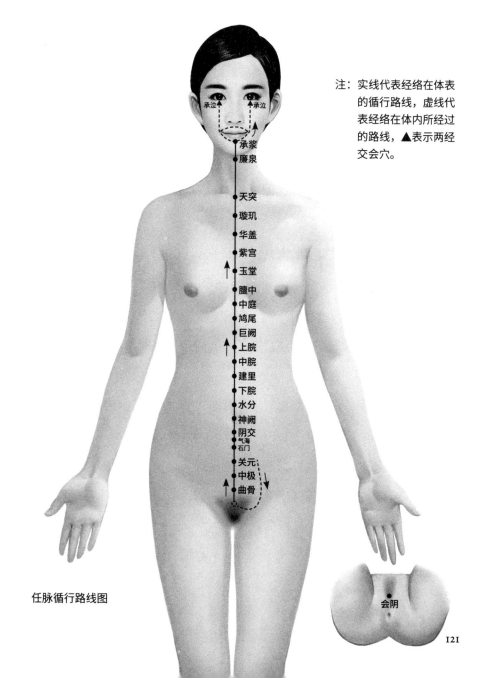

注：实线代表经络在体表的循行路线，虚线代表经络在体内所经过的路线，▲表示两经交会穴。

任脉循行路线图

督脉是阳脉，它走的是后背，起点都在丹田，出来都在会阴。但督脉往后走了，经过肛门沿着脊柱上行，然后经过鼻梁、人中，直到上嘴唇、上牙龈，叫龈交穴。所以女孩子要正常来例假，正常怀孕的话，任脉很重要。

为什么背面属阳，腹面属阴呢？人的阴面是慢慢从四肢着地，进化到现在的，而后背是向着太阳的。而且人的抗击打能力哪里最强？也是后背。所以，女性阴柔应该受保护，男性张扬应该去外露。

观察一个人的任脉通不通，看嘴唇的颜色就知道。任脉气血不足的人，嘴唇是白的，即使涂了口红也是假的；任脉气血不通的人，有瘀血堵住了，嘴唇是发紫的。

一般来说，女孩子到了十四岁这个阶段，任脉就会自然通了。

* 太冲脉经过胸部，能促进女性第二性征的发育

下一个叫"太冲脉"，实际上，太冲脉叫"冲脉"，是沿着任脉两侧上行的肾精化生来的一道经脉。离任脉很近，就0.5寸。它起于丹田，往上走，特点是傍着任脉，不环绕口唇，环绕的是口腔周围。所以，这条经脉气血也要充足。

这三个条件——"天癸至"、"任脉通"、太冲脉气血充盈如果具备了，就会"月事以时下"，而且"故有子"。

另外，太冲脉经过女性的胸部，能促进女性第二性征的发育——骨盆会逐渐变宽，乳房会逐渐发育。我们说一个健康的女子应该是丰乳肥臀，这样才能为将来哺乳孩子做好准备。

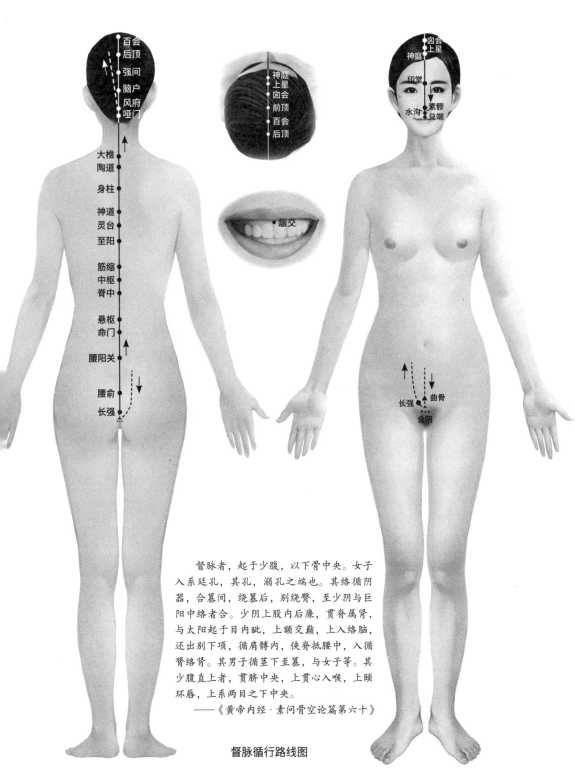

百会
后顶
强间
脑户
风府
哑门

大椎
陶道
身柱
神道
灵台
至阳
筋缩
中枢
脊中
悬枢
命门
腰阳关
腰俞
长强

神庭
上星
囟会
前顶
百会
后顶

龈交

囟会
上星
神庭
印堂
水沟
素髎
兑端

长强
曲骨
会阴

督脉者，起于少腹，以下骨中央。女子
入系廷孔，其孔，溺孔之端也。其络循阴
器，合篡间，绕篡后，别绕臀，至少阴与巨
阳中络者合。少阴上股内后廉，贯脊属肾，
与太阳起于目内眦，上额交巅，上入络脑，
还出别下项，循肩髆内，侠脊抵腰中，入循
膂络肾。其男子循茎下至篡，与女子等。其
少腹直上者，贯脐中央，上贯心入喉，上颐
环唇，上系两目之下中央。

——《黄帝内经·素问骨空论篇第六十》

督脉循行路线图

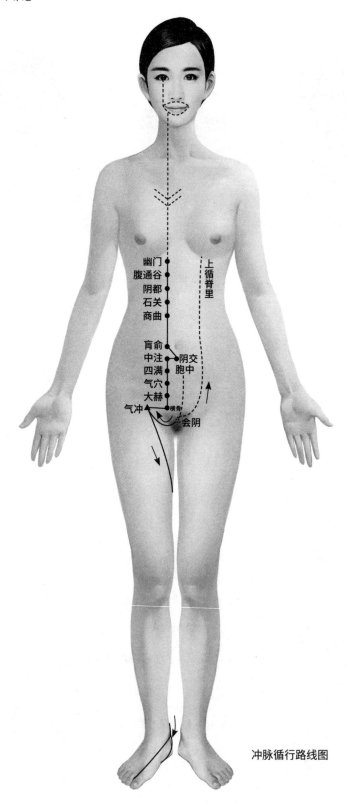

幽门
腹通谷
阴都
石关
商曲
肓俞
中注　阴交
四满　胞中
气穴
大赫
气冲　横骨
　　会阴

上循脊里

冲脉循行路线图

如果出现病态，就会有几个问题。第一，女性的月经来得太早。我现在接触到的患者，最早有八九岁就来月经的，现在普遍到十一二岁就来月经了。问题出在哪里呢？外来的干扰造成现在的小女孩出现生理及心理的提前成熟。

还有一个更重要的原因，就是现在光照时间的延长。以前人们是日出而作，日落而息，现在有了电灯，人们每天在明晃晃的灯光的照射下，等于人为延长了日照的时间。

如果把每天多出来的三到四小时的灯照时间加起来，基本就是按虚岁十四岁应该来月经提前的那些日子。以前人们为了提高母鸡的产蛋量，会在鸡舍里挂大灯泡。现在，人们会在家里挂大灯泡，明晃晃地照自己的孩子。

健康的孩子白天活蹦乱跳，不知疲倦，到了晚上七八点吃完饭开始打焉，该睡觉了；可是现在看电视、玩游戏、写作业，搞得孩子很疲惫。这也是人为造成女孩子提前来月经的一个主要原因。

我家里有个小时工，她的孩子在甘肃，她和丈夫在北京打工。我原来认为乡下的孩子远离城市的污染，应该比较自然健康。可是有一天她把十岁的闺女带来找我看病，说她已经来月经了。

我当时觉得不好理解，后来孩子的奶奶告诉我，去年孩子出现不想吃饭的情况，当时村里正好来了一个卖大力丸的走方郎中，说吃完这个丸药，孩子就能吃饭。孩子的奶奶也不知道这是什么丸药，就买了。孩子吃了以后，确实想吃饭了，但随之而来的是孩子来月经了。这件事说明什么？滥用药物也是造成现在女孩子提前来例假的主要原因之一。

　　按照中医理论来讲，人的肾精是有限的，也是有数的。如果提前来月经，随之而来的反面作用是什么？早熟必定带来早衰。生理功能提前发育，必定会带来心理以及心智功能的下降。这是我们发现的一个主要问题。

*关爱女性，应该从了解她的生理特点入手

　　我在临床中碰到过一个现象，现在有的女孩子不愿意来月经，就想出歪招，猜她们怎么弄？有的吃避孕药，用激素去干扰月经；还有的女孩子在月经前一天把自己的脚泡在冰水里，第二天肯定不来月经了。很多女孩子这么做后，第二天挺高兴，确实没来月经，该上游泳课上游泳课，该做形体操做形体操。

　　但随之而来的是什么问题？严重的痛经，因为这样做后太冲脉被"冰镇"了。太冲脉一方面是往上冲；另一方面是往脚下走，走到大脚趾。所以，如果太冲脉被冰水一激、一闭，它就下不来了，也冲不上去。之后就是严重的痛，什么时候把它冲开了，就不痛了；冲不开，永远会痛。

　　很多人痛经会痛得昏死过去，要请假，不能上课，会出冷汗，还有人离不开止痛药，一来月经就吃，更为严重的，会影响将来结婚生子。现在很多不孕不育症的患者追溯起来，小时候都有严重的痛经史。

　　大家记住，健康的人头脑冷静、手脚四肢是温暖的；不健康的人头脑发热、手脚冰凉。我们看熬夜睡不着觉的，全是头脑发热的人。为什么很多这个年龄段的女孩子都是手脚冰凉、痛经，然后脸上还长包，就是因为热全往上拱，不往末梢走，经络是不通的。这就属于健而不康的状况。

　　小孩子的病最好治，因为他还没有成年人的情绪、情感的纠结，成年

人的病需要抽丝剥茧。但现在如果孩子懂事太早，也不好治。

总之，孩子来月经了，背后有物质基础——天癸要至；有能量基础——任脉要通，太冲脉要盛。所以，我们想关爱女性，关爱孩子，应该从了解她们的生理特点入手。

4.二十一岁，女子最美、最性感的年龄——"三七，肾气平均，故真牙生而长极"

* 二十一岁是女子充盈自己的阶段——长个儿，长智齿，发育自己的第二性征

三七是女人最美的年龄，叫"肾气平均"，肾气在女子十四岁的时候干什么了？去化生天癸、通任脉、通太冲脉。到二十一岁的时候，它全身都照顾到了，这时会出现什么现象呢？"真牙生而长极"。

什么叫"真牙"？人这辈子要长三次牙，第一次长乳牙，第二次七岁换恒牙，第三次到了二十一岁长智齿。

什么叫"长极"？为什么我们不提倡人们十四岁结婚生子呢？因为还没发育到极点。还没"长极"，是不是把自己先充实好，再生孩子更健康呢？所以，十四岁到二十一岁是人充盈自己的阶段，在长个儿，在长智齿，在发育自己的第二性征——长骨盆、发育乳房。

二十一岁时，肾精化成肾气，充盈到身体的各个部位。这时的女孩子最美，皮肤吹弹可破。为什么呢？因为她有气充着，才能鼓起来；有津液滋润着，才能有滋润的感觉。这些物质基础都是肾精和肾气。

女性这时不光形美，身上还会散发着一种气，一种感染别人的气氛。

动物之间寻找配偶一是靠声音，二是靠气味。这个年龄的女孩子身上散发着独特的味道和魅力，难以用语言表达。到这个年龄，该结婚生子了。所以，道家或中医提倡女性结婚生育的最佳年龄，应该是"长极"以后。

* 第二性征乳腺发育时一定要注意，要含胸而不要挺胸

从十四岁到二十一岁的这七年，女性是在发育的过程中，应该注意任脉及太冲脉。我特别要强调太冲脉，因为现在很多女子特别关心自己的身材，而身材的主要关心点在乳腺，所以乳腺发育时一定要注意，要含胸而不要挺胸。

含胸的时候，后背是凸的，这时后背上的两片肩胛骨，会把你罩得很严实；挺胸的时候，肩胛骨就翘起来了，留一个很大的缝。

我不让大家挺胸的原因是什么？因为太冲脉散布于胸中，沿着腹部往上走。如果你挺起来，就相当于让它去爬山。所以，总是挺胸的女性，乳腺发育是不好的，最典型的例子是跳芭蕾舞的人。

《黄帝内经·素问·上古天真论》讲"动作不衰"，"动"是用脚后跟发力，这样会鼓舞你的肾精和肾气。当你总是脚尖着地、脚跟不着地的时候，就会挺胸。所以，你看踮着脚尖跳舞的芭蕾舞演员，胸部发育都不好。很多人说，人家挑的都是平胸的女孩。其实不是，一般都是挑十岁以下的孩子去训练。

为了免得日后后悔，女性在二十一岁前要让自己的冲脉气血充盈，不要阻断它，要含胸。含胸绝对不是驼背，而是含胸拔背，把后面的脊柱竖起来。这时人是很谦恭、很虚心的状态，容易接收好的信息和能量。

还是那句话，想让自己肾气足，肾气平均，永远要记住少吃甜食。大家想一想，现在很多甜食都是人为加工浓缩制造出来的，自然界哪有那么多甜食。有人说水果是甜的，其实水果酸的多。所以，大家要多吃苦，少吃甜，这样才有利于身心健康。

＊一定要睡子午觉，子时之前要睡觉

我接触了很多女大学生患者，发现她们几乎都熬夜。咱们都年轻过，我在三十二岁之前熬夜没事，过了三十二岁熬夜，第二天怎么补也补不回来。所以，年轻的时候还能造，不知道病痛。

老百姓有句话叫"三十岁前人找病，三十岁后病找人"。所以，我建议你，更要珍惜现在美好的年龄，把好钢用在刀刃上。如果你晚上熬夜干活，试试早晨起来，迎着朝阳工作，看看有没有灵感。

我为什么要强调晚上十一点前睡觉呢？按照中医理论，半夜子时就是晚上十一点到凌晨一点，这是胆经所主的时间。也就是说你的气血在养胆，你那会儿睡着了，胆有气血养；你那会儿不睡，胆就没人照顾。所以，一定要睡子午觉，子时之前要睡觉。

如果出现了眼袋，要考虑一下胃的问题，我发现很多人都是饮食生冷，吃快餐。这些问题如果不解决，胃的寒性会很大，黑眼圈、眼袋都会很重，遇到这种情况，我们要好好检讨生活方式。

5. 二十八岁生孩子，叫"母肥子壮"——
"四七，筋骨坚，发长极，身体盛壮"

过了二十一岁，女性就不长个儿了，但她的生长发育还没到巅峰，肾精和肾气仍然往高处走，她还在不断地充实自己的内在组织和器官，往厚实了长。所以，到了四七的时候，女性的生理发育达到最高峰。

都说女孩子手无缚鸡之力，而到了这个年龄，"筋骨坚"，筋就是肌腱，是连接肌肉和骨头的物质。"筋骨坚"就是筋有力量，有弹性，能反复伸缩，能够持久。

"发长极"。什么意思？有些人站在凳子上，头发才能拖在地上，而且还不分叉。有些人就留不了长头发，为什么？中医讲，发为血之余，你的血足了，才会长头发。女性到二十八岁的时候，头发可以留得很长，且不分叉、不脱落，为什么？有足够的血去滋养她的头发。

女性洗澡的时候，如果出现头发一脱一大把，把下水道都堵了的情况，这说明，第一，你过了二十八岁；第二，你消耗自己的血太多了，自身用还不够，哪有富余长头发呢？

所以古人相亲，一看门第家世，二看什么？露在外面的只能看看脸、头发了。如果一看头发又黄又短，稀稀疏疏的，不能娶，担心将来生不了孩子。

　　什么原因呢？身体盛壮，充盈了足够的气血，会流散到四肢，这才叫"身强体壮"。所以，女性在二十一岁到二十八岁生孩子是最好的，母肥子壮，而且带孩子不累，孩子哭闹，第二天你该干什么还干什么。因为精充血足、身体盛壮。过了这个年龄段生孩子，生且不容易；喂孩子，没奶；带孩子，带不动，把自己折腾得够呛。所以，我们说要顺应自己的生命变化规律去做事。

　　我们讲《黄帝内经》，其实是在宣扬黄帝所倡导的一种价值观和生活方式。我们已经很习惯于现在所谓的学习、工作、拼搏奋斗过程，但静下来想过没有，这么做的目的是什么？别追逐了半天，忘了自己在干什么。如果以牺牲自己以及儿女的身心健康为代价，换取了一堆虚幻的东西，最后你会觉得不值当，会后悔的。

6.从三十五岁开始，女性开始出现一系列 衰老的表现——"五七，阳明脉衰， 面始焦，发始堕"

* 为什么会面色不好、掉发?

过了生理高峰后，到了五七三十五岁的女性，大多数会出现"阳明脉衰，面始焦，发始堕"。焦是黑、干燥的意思，意思是这个年龄的女性就变成黄脸婆了。早晨一梳头，晚上一洗澡，开始掉头发了。有的人早晨起来，床上、枕头上全是头发。

《黄帝内经》的可贵之处在于，它不仅揭示了问题，还告诉你为什么及怎么解决。

阳明脉是中医特定的术语，不属于奇经八脉，而是十二正经中的一支，属于腑。六腑属阳，五脏属阴。对外开放的都是阳，看不见、摸不着的都是阴。腑是吃进东西、消化排出的机构，它和脏不一样，脏是藏在里边的，深深地守住自己的精气。

六腑指胃、小肠、大肠、三焦、胆、膀胱。阳明脉指两个腑，一个是胃，叫足阳明；一个是大肠，叫手阳明。如果这两个腑的功能衰弱了，它本来是阳，应该动的，结果它不动了；或者它本来应该是热乎乎的，结果它不热乎了，这说明胃和大肠的功能衰弱了。也就是说，本来应该是胃吃进东西，把它消化掉，然后大肠把它储存排空。这个功能衰弱以后，在外面的表现就是脸色不好看了。

* 为什么会出现黑眼圈、眼袋、刀疤脸、抬头纹等?

人的整张脸是被六腑的经络覆盖的，主要覆盖大半张脸的经络，就是足阳明胃经，它是怎么走的呢？它从两只眼睛的下眼睑起始，往下走，经过口角，到腮帮子沿着面颊往上走，散布在额头上。如果这条脉的气不足了，人首先会出现眼袋，很多人说自己有黑眼圈，有眼袋，是因为胃寒了。早晨起来，

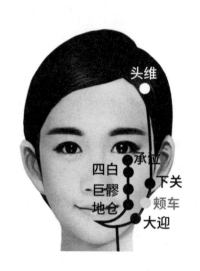

眼睛上像卧了一只虫子。还有的人是刀疤脸，一看这个人的胃就有病。

再往上走呢，你看我的抬头纹，从小就有，也是"阳明脉衰"，这时人会"面焦"，不滋润，脸色变黑，还会出现一些皱纹。如果饮食再跟不上，精气化生不足，就没有足够的血去滋养，这时头发会开始掉。我们经常形容美女秀发飘飘，到这个年龄就开始掉头发了。

* 六腑有问题对人的面相有什么影响?

正好借这个话题说一下六腑对人面容的影响。六腑的经络起止点都在人的脸上，足太阳膀胱经起于睛明穴，就是眼的泪角，然后往上走，经过

眉头，上头顶。

当你看到一个人有"川"字纹的时候，第一判断是他的膀胱或前列腺有问题。

当一个人胆气虚、胆气不足的时候，首先出现征兆的是眼角。

眉毛的两边是三焦，上唇的两侧，包括鼻子两端，是大肠。

有些人的皱纹是竖着的，像猫一样，还有人是痤疮长在颧骨上，这是小肠。

六腑的分布大概就是这样。中医讲望闻问切，打个照面，就能大概了解，再做深入的检查。

* 为什么女性的第一道皱纹会出在眼角，头发是从两鬓开始斑白？

理论上来说，女性的第一道皱纹会出现在眼角，头发也是从两鬓开始斑白，其实这都是胆经经过之处。根据中医理论，胆和肝一样，都属于木，它的母亲是水，是肾。所以，当肾气不足的时候，长出的那棵树就不大茂盛了。还有，年轻气盛打起架来，下手狠，没有轻重的，都是毛头小伙子。年纪大了就知道轻重了，因为胆气虚了。

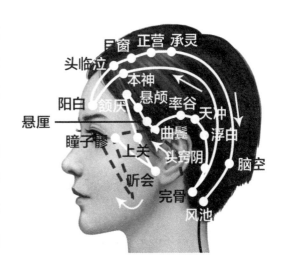

我们小时候在一尺宽的墙头上跑，现在让我看一眼那堵墙都觉得害怕。当时为什么不害怕？胆气足。所以，眼角的

皱纹和两鬓白发的出现，说明自己的胆气已经不足了。

* 想让自己面不焦、发不堕，就别吃寒凉的东西

怎么能让自己的阳明脉不衰呢？有没有办法？当然有。首先，胃是阳性的，它最怕阴寒的东西。你想让自己面不焦、发不堕，就不要让寒凉的东西伤胃。所以，我反复强调，中国人的体质跟西方人不一样，不要跟人家学，要喝热水，每次喝三口；要少吃生冷的东西，应该吃一些温暖的食物。西方人习惯生吃蔬菜，说一炒一热，蔬菜中的营养就没了。结果吃的时候是绿叶，拉出来还是绿叶，营养被消化、吸收、利用得很少。

中药方剂里经常会用到一些药引子，比如，生姜、大枣、桂枝汤、柴胡汤，等等。为什么？因为任何口服药都要经过你的胃消化才能吸收，如果胃功能不行，吃多少有益的药也全排掉了。药引子是在干吗？是在温暖你的胃。

山西的饭馆里有一种特殊的饮料，叫姜枣茶，就是用生姜、红枣煮的茶，甜中稍微有一点儿辣，这就是我们说的药引子。红枣是干吗的？补血的，而且补的都是脾胃的血；姜是干什么的？如果你光吃甜的东西，容易壅滞化不开，可以稍微加点儿辣的推动一下。

谁主谁次？一定要以甜为主，以辣为次。放十二枚枣，生姜大拇指这么一块，切成几片煮。先用大火把水烧开，然后用小火慢慢炖十五到二十分钟。在温的状态下喝姜枣茶，常喝的结果是什么？面不焦了，发也不堕了。为什么？因为把自己的胃调养好了。

枣最难消化的是它的皮，所以一定要把它掰开。枣吃多了会伤牙，直

接煎汤喝就少了副作用。推荐脾胃比较寒的，尤其是平时爱吃生冷，以及出现了面焦发堕的人喝姜枣茶。

很多女性的脸上出现黄褐斑、蝴蝶斑、长黑点，其实这些都是焦的变现，都是胃太阴寒导致的。有人用砂轮打磨皮肤，打完以后，表皮被破坏，露出真皮层，像戴了一副面具。这样是不能解决根本问题的。首先把脾胃弄热，这才是关键。

7. 到了四十二岁，女性的胃和大肠就开始衰弱了——"六七,三阳脉衰于上，面皆焦，发始白"

* 当你的肾精足了以后，白头发会变黑

女性到了六七四十二岁，"三阳脉衰于上，面皆焦，发始白"。

"面皆焦"的意思是，原来只是眼角、眼袋下斑斑点点，现在脸色全变黑了，而且干燥。头发除了脱落以外，还出现了白发。

"三阳脉衰于上"，到了四十二岁，女性的胃和大肠就开始衰弱了。六腑的功能都有点儿衰退，手太阳小肠经和足太阳膀胱经，还有一个少阳经，包括胆和三焦，都衰弱了，这就会导致"面皆焦，发始白"。

据我观察，很多女性在这个年龄段之前已经出现了白头发，因为精不够了。肾藏精（肾是什么颜色？黑色。中国人得天地之精华，头发是黑的），所以刚刚出现白发的时候，你要从肾精上找原因。

白头发是能调回去的。当你的肾精足了以后，头发会变黑。已经变白的头发，也能转黑。有一味很著名的中药叫何首乌，有一个故事说，某姓何的老先生发育不良，一辈子也没结婚，到了六十多岁跑到山里待着，刨

植物的根吃。吃着吃着，头发突然变黑了，后来还有了孩子。这个药就是何首乌，既能补肾精，又能补精血，还能让头发变黑。

吃何首乌的时候一定要炮制，吃生的何首乌胃会不舒服，有点儿接受不了。炮制后的何首乌经过了蒸和晒，再加了蜜，效果更好一些。如果你觉得吃何首乌不太方便，还有一种成药叫七宝美髯丹，里面有七种药物，包括何首乌、菟丝子等，用于肾水亏损、气血不足所致的须发早白。

* 为什么有的女性在四十二岁前就闭经了？

有的女性，特别是所谓的白骨精（白领、骨干、精英），在四十二岁前就开始闭经了，而正常人不来月经通常要到七七四十九岁。

我接触过一个患者，找我看病时她三十六岁左右，经营着一份很好的刊物。有一天刊物出了问题，要停刊，她一直为这事奔波劳累。后来事情摆平了，但她不来月经了。她的精血都跑哪儿去了？"以酒为浆，以妄为常"，去忙那些虚妄的事，所以没有精血滋养自己。

怎么调呢？先把虚妄的火清掉，叫"清心火"。心和肾是一对冤家，一个是火，一个是水。火烧得太旺，会把水熬干；水太旺，你会觉得活得没意思。一定要找到平衡。

那个女患者是火苗烧得太旺，先把它清了，然后看哪儿有漏，再往锅里加水。治疗了大概三个多月的时间，她的月经慢慢恢复了。

现在有些运动员为了提高成绩，滥用药物和激素。成绩是提高了，但月经没了。她们得到了一时的荣誉，带来的却是不可修复的伤害。

因此，女性到了四十二岁年龄尤其要关爱自己，也需要家人的关爱。如果这时调养不当，生理会出现变化，接着会导致情绪、性格、思想、行为出现一系列不正常的变化。病态的身体会导致病态的思想，甚至病态的人格。

8.打通任脉，江湖就是你的——"七七，任脉虚，太冲脉衰少，天癸竭，地道不通，故形坏而无子也"

* 不要让自己的任脉堵，否则一系列问题都来了

"七七，任脉虚，太冲脉衰少，天癸竭，地道不通，故形坏而无子也。""任脉虚"的表现是什么？嘴唇的颜色变白了，很干燥，很多人的嘴唇爆皮、干裂，总是涂唇膏，为什么不从里面滋润它呢？任脉虚了，太冲脉衰，沿着任脉两边上来的这条脉也气血不足了。

"天癸竭"，就是我们先天合成分泌的激素没有了。最后，"地道不通"，女性会出现阴道干涩，本来每个月按时来的月经，先出现紊乱，有时两三个月不来，有时半年不来，最后自然就没有了。

很多人到了这个年龄后，本来应该闭经了，但她容易燥热，轰一下就热起来；盗汗，晚上出汗；性格起急，压不住火，一点就着。无意识说一句话，她马上就急了，而且她还觉得自己很委屈。反弹回来的言辞也很尖酸，力度很大，让人觉得芒刺在背，很不舒服。这说明她的火是虚火，不正。我们把真正的火泄掉，就平和了，挺高兴。

她这种火是迸出来的火，是假的。所以，她发完火以后，更虚了。她觉得自个儿太需要关爱了。这是一种虚证，可以微调。

这个问题还是从任脉着手。大家都要关注任脉，它经过的是我们身体非常重要的几个部位。

首先，女性的任脉会经过子宫，然后是肚脐——肚脐叫神阙，是看管神、保护神的一个大门。伤神的人，肚脐周围都是冰冷的。

然后经过小肠，水分经过胃，还要经过心的一个重要内穴，叫巨阙，就是心口窝。心口窝被寒截住了，很容易想不开，看事悲观。

然后经过膻中穴、心包穴，还经过甲状腺，再到舌头，然后到眼睛。

很多人的任脉一堵，一系列问题都来了。所以打通任脉，江湖就是你的啦。

* 病态的身体必然会导致病态的情绪、思想，甚至人格

我还在中医院工作的时候，我的外宾患者就跟我探讨用雌激素治疗更年期的方法。我当时就说这种方法不符合中医的理念，因为这样其实是透支人的肾精。你的肾精不需要生育了，但还要让你尽其天年活到一百二十岁呢。你用激素把它燃烧，又化成你的精血，这不符合自然之道。现在，雌激素疗法完全被否定了，因为他们发现这种方法会诱发乳腺癌。

现代社会逼着很多女人做男人，让女人透支，本来是生养儿女、呵护自己的那点儿肾精，耗竭到最后，把人搞得都很病态。你不知道自己是什么病，但是被一种邪火燃烧着那么做，被一种念头蛊惑着那么做。怎么办？要说具体的方法，我没有。但我能告诉你一个方向，沿着这个方向走，你还有救，你会觉得自己活得很舒服，你周围的人也会觉得很舒服。否则，路会越走越窄。

现在很多女人到了更年期，会出现病理变化，而这种病理变化会导致她的情绪、性格、思想、行为出现一系列的不正常变化。所以，病态的身体会导致病态的情绪、思想，甚至人格的形成。

中医的一个强项就是帮助女性平稳度过更年期。中医认为，更年期女性之所以会出现烘热、盗汗、易怒，以及疼痛、抑郁的症状，主要是因为身体内的瘀血没有排干净。中医一般用藏红花先祛邪气，再用活血化瘀的药把恶血、瘀血排出来。如果出现手心发热、盗汗、烘热等偏虚热的症状，就用凉性的活血药，比如，赤芍、丹参或鳖甲。

正常人到更年期了，那我们给她适当地调整，让她自自然然完成"历史使命"。如果女性很顺利地度过这个阶段，会经历一个由阴转阳的过程，到七八五十六岁以后，你看满公园早晨锻炼的，全是老太太，活蹦乱跳的。而男性一过七八五十六岁就由阳转阴，打蔫了。

关爱自己身边的女性，不管她是自己的母亲、丈母娘、妻子还是女儿，我们首先要知道她的生命变化规律，然后去顺应。

第六章

男人应该活得像个男人的样

我们总是说大家要有自知之明，找到一条符合自己的养生保健的路。学习《黄帝内经》，最可贵的是能给大家指出一个大的方向。大方向不错，小的养生方法可以有所不同。

【经文】

丈夫八岁，肾气实，发长齿更。二八，肾气盛，天癸至，精气溢泻，阴阳和，故能有子。三八，肾气平均，筋骨劲强，故真牙生而长极。四八，筋骨隆盛，肌肉满壮。五八，肾气衰，发堕齿槁。六八，阳气衰竭于上，面焦，发鬓颁白。七八，肝气衰，筋不能动，天癸竭，精少，肾脏衰，形体皆极。八八，则齿发去。

1. 男子八岁，头发根根直立，开始换牙——
"丈夫八岁，肾气实，发长齿更"

* 男孩子比女孩子换牙的时间晚一年

有人呼吁说，关爱一下男性吧，男人很累。现在的男人确实生活得很辛苦。有一本书叫《拯救男孩》，讲的是现在很多男孩子，长着长着就不太像男孩子了。而且好像现在社会中，女孩子普遍比男孩子强大，男孩子反倒很柔弱，很多男孩子在学校被女孩子欺负得一点儿地位都没有。

到底是哪儿出了问题？如果在男孩的阶段就出了问题，那么在男人的阶段又该怎样努力补足呢？

中医学的基本理论讲的是阴阳，就是阴和阳应该分得清清楚楚。"阳在外，阴之使也；阴在内，阳之守也。"简单一句话，男人应该活得像个男人的样。

一方面，现在不仅在中国，包括日本，这一代新生的日本人，特别是三十岁左右的日本人，长得都像十八九岁，长不开，也长不大，性格比较阴柔；另一方面，女孩子显得过于嚣张。究竟是哪里出了问题？

请看男性生长的变化规律。

男孩子到了八岁的时候，会出现什么变化呢？"肾气实，发长齿更"。也就是说，男孩子比女孩子换牙的时间晚一年。

我们经常说年岁，其实年和岁是有区别的。大家都知道白居易的诗，"离离原上草，一岁一枯荣。"经过三百六十五天，草木一枯、一荣，完成一个轮回，这叫"一岁"。也就是说，三百六十五天叫"一岁"，但年可不定。

你生在狗年的尾巴，可是到了猪年，你就过了两个年。我们这里讲的是岁，再加上母亲怀胎的十个月。不能按你生在哪年来算，而要实实在在看你经过了多少个三百六十五天。

这时男孩子最大的表现是什么？头发很粗、很壮，根根直立。多长时间剪一次头发？大概一个星期，不然头发就长疯了。

另外，他开始换牙了。这时会出现什么问题？

*孩子生下来就补钙对不对？

我以前讲过，孩子刚出生的时候，他的囟门是开着的。为什么开着呢？因为脑袋长得太大，就容易难产。但如果我们就长着那么个小脑袋的话，还有那么多智慧吗？又不能。

老天造人留有余地，给你留个囟门，没有完全闭合，让你出生后再慢慢长大。等长到一定程度后，再闭合。这时母乳喂养，或者喝牛奶、羊奶，是在充盈自己的脑髓。

但我发现，现在很多人从孩子生下来就给孩子补钙，提前补钙，就造成囟门过早地闭合。也就是说，老天爷本来给你们家孩子留那么大容量让他长脑子，你早早地把门关住，不让他长脑子。现在，我看到很多孩子都是小脑袋，一问才知道家长从小就给孩子补钙。这不符合自然规律，这叫"失德"或"缺德"。

我提醒大家，还是活得自然一些，给孩子正常的母乳喂养，添加辅食足够了。亿万年的进化已经设定好这个程序了，你不要去更改它。

还有一种情况是囟门闭合得晚，常见于营养不良的孩子。吃假奶粉的孩子脑袋大，他脑袋里补的不是精髓，而是液体。这是另一个极端——严重的营养不良，需要用中医的方法给它添精益髓，及早调养。

*孩子吃甜食、喝冷饮的后果——肾气不实，发育障碍

还有一种问题是，孩子的乳牙本来长得挺细挺密，颗颗排列整齐。可是他换牙后，恒牙特别大，间距特别宽，我们叫"豁牙漏嘴"。为什么？因为吃甜食太多，脾胃有多余的营养。另外，说话时也总是有呼噜呼噜的痰声。

现在的小孩子一到医院检查，总是扁桃体发炎，又咳又喘，医院检查说腺样体肥大，意思就是营养过于肥厚滋腻，吃甜食过多，造成局部出现水肿。

腺样体肥大的孩子会打鼾，打鼾的时候，鼻子不通气，靠嘴呼吸。而身体出于本能，为了保持呼吸通畅，牙就要长得稀一点。现在有一种流行病学调查，发现有些孩子出现腺样体面容，就跟牙有关。

有的孩子乳牙一直长，换不了恒牙。这是因为一个脏腑营养过多，造成另一个脏腑营养过少，这就是吃甜食、喝冷饮以及那些过于甜腻的饮料

造成的恶果。

我发现，新一代长大的男孩子已经不知道凉白开的滋味，也不接受中国人传统喝茶的习惯。离开那种甜腻的饮料，就不会喝水了。这会造成身体的肾气不实，头发稀稀拉拉，乳牙换恒牙时出现障碍。

很多人说，孩子不要输在起跑线上。其实，这就是起跑线。因为恒牙是要陪你到老的。你想吃点儿有营养的东西，没有好的牙口怎么吃？现在的人不是七老八十没牙了，而是很小的时候就开始出现这个问题。

2. 男子十六岁，浑身充满力量，有使不完的劲——"二八，肾气盛，天癸至，精气溢泻，阴阳和，故能有子"

* 为什么男生会存在女性化的现象？

"二八，肾气盛，天癸至，精气溢泻，阴阳和，故能有子。"男子十六岁时身体是什么情况呢？

一八的时候叫"肾气实"，现在叫"肾气盛"，什么意思？"天癸至"，天癸就是元气，是推动我们性生理、心理发育的原动力。在它的推动下，人会出现"精气溢"的现象，什么是"溢"？就是锅里的水多了，要出来。

有个成语叫"精满自溢"，一方面是有形的精溢出来，二八十六岁的男孩子会出现遗精的现象；还有一个气，也就是说这时候的人浑身充满力量，有使不完的劲。

这时如果男女发生性关系，就能有孩子了。也就是说，理论上讲，男性到这会儿可以结婚生子了。但我们为什么不提倡呢？因为还没有生长发育到顶点。

据我观察，现在十六岁的男孩子存在一个现象——女性化。他们没有胡须，或者喉结很小，举止谈吐有点儿娘娘腔。

这是什么原因造成的？我总结大概有这么几种情况。

第一，有的男孩子不是精气溢泻，而是自己在漏精。漏精有两个表现，一个是在性还没成熟之前，他在漏尿，就是我们说的小孩子尿床。有些男孩子会尿床到十六岁，这不仅是生理问题，还伴有严重的心理问题。他会觉得很自卑，没脸见人。再加上会被父母训斥或者同学耻笑，严重打压了他作为男人的尊严。

如果男孩子有尿床的毛病，应及早去找中医调治。通过补肾固精的方法，就把这个问题解决了。他如果精不漏了，留下来的精会化成气去充实自己，发展自己的性能力。否则他就会朝中性甚至阴柔的方向去发展。

第二，我们发现很多人没到精气溢泻或成熟的阶段，会养成一个不良习惯——通过人为的方法射精，造成自己漏精、漏气。这种方法会带来一系列的身心伤害，首先是他的身体会觉得很疲惫。在中医经典著作《伤寒论》里总结说，如果人失精太久，会出现目眩（眼前发黑），甚至有的人会出现玻璃体浑浊。

本来，男孩子在精气足的时候，一星期大概得剃一次头发；但如果精气不足，反而会在这个年龄脱发、掉发。其次，小腿还会发酸，小肚子会出现紧绷、冰凉的状态。

另外，他甚至会觉得有负疚感、自责感，甚至觉得对任何东西都没有兴趣，注意力还会分散。

所有这些问题，究其根本原因，就是人为的遗精、滑精造成的。

没有精，哪儿有气；没有气，哪儿有神。

针对这种孩子，一定要马上做积极的身体治疗。只有底下不漏了，上面才会有充足的精气供你发展。否则那就是无本之木，无源之水。

第三个原因，我发现现在男孩子阳刚之气不足，是因为滥用药物的结果。大家都知道，小孩子是纯阳之体，活蹦乱跳，心率一般在 90~100 次 / 分，而我们成人的心率大概在 70~80 次 / 分。小孩子的阳气那么旺，所以要注意什么呢？**若要小儿安，三分饥与寒。不怕他吃得不够，而要怕他吃得太多；不怕他着凉，而要怕他捂得太严了。**

* 发热好不好？人为什么会发热？

现在有一个问题，孩子一旦发热，不管是生理的还是病理的，马上用一些冰镇的方法把它打压下去。因为我们的固有观念是什么？发热是不好的。

发热好不好？人为什么会发热？

男性是阳刚之体，在生长的过程中，基本上都有一种生理性发热——发一次热，长一次个儿。但我们现在一看孩子发热，马上就给压下去，压的结果是什么？发不起热了，你让他热，热不起来了；你让他阳刚，哪儿找阳刚去？

现在，不论是日本还是中国，都有很多这种长得很年轻，甚至声都不变的男孩子。就是因为他们在发热的时候滥用抗生素，把阳气打掉了。

所以，做个男人多不容易啊，下面漏着，上面浇着，最后成了一个小苗，歪七扭八地长出来。家长把希望寄托在这样病态的身体上，恐怕最后还是要失望的。

因此，想让你的孩子有阳刚之气，像个男人，我说的这些情况一定要细心观察，把它解决。

我的师父是北京中医药大学的裴永清教授，他给小孩子治疗发热，开的药不超过三服，基本上都是半服药、一服药退热。谁说中医不能治急症？能啊。

看病选择什么方法是价值观的问题，每个人的价值观几乎都会受到主流价值观的影响。孩子得病了，你选什么方法，最后不是关心它起不起效，而是说我选了这个方法，万一不行，我不要受谴责。所以你就选择主流价值观认可的方法。

孩子一发热，大人就带着输液打针，哪怕治坏了。比如说打链霉素把耳朵打聋了，吃四环素把牙吃黑了。大家都这么做，我也不担责任。可是有的家长说，我要是去看中医、吃中药，就是冒风险，万一孩子治坏了呢？

这是目前社会上存在的一个很严重的问题。大夫用这个方法给患者看不好病，要吃官司；用另一种方法看不好病，没事儿，因为患者事先都签字了。我觉得自己长到今天，有幸还能有点儿智和慧，得益于我的老母亲是中医。我从小没有因为发热感冒用过任何西药，都是母亲调点儿中药，或者扎个针，放点儿血就好了。如果我小时候也是像现在这么过度输液打针，可能现在也发蔫。

我个人认为，不能完全否定输液打针，但它的问题是暂时掩盖症状，暂时不热了。为什么过段时间又热起来了？大家就是图一时之快，反正现在不热了。比如，你这里划伤了，拿冰敷一下，就不疼了。其实，不是不疼了，而是没知觉了，但是问题还在。

3. 二十四岁，是男子生长发育的最佳年龄——"三八，肾气平均，筋骨劲强，故真牙生而长极"

* 虚岁二十四岁之前，男人都会长个儿

三八二十四岁，"肾气平均，筋骨劲强，故真牙生而长极"。在十六岁到二十四岁的过程中，肾气平均散布到你身体的每个角落。

这时候，男性长个儿。很多人到十五六岁不长个儿，就觉得很自卑。我一般都劝，没听说过吗？二十三岁还要蹿一蹿呢。我的很多高中同学，毕业的时候在我们班都排在最后，等大学毕业再见面，都长起来了。事实上，虚岁二十四岁之前，男人都会长个儿的。

* 为什么太监没有胡须？为什么有的女人长胡子？

另外，男性这时还会发育第二性征。我们说一个男人要有阳刚之气，起码有喉结、胡须。

大家想过没有？为什么太监没有胡须？为什么有的女人长胡子？这就涉及中医讲的冲脉。冲脉怎么走呢？从丹田起来，沿着任脉的两边，往上走，环绕自己的口腔。

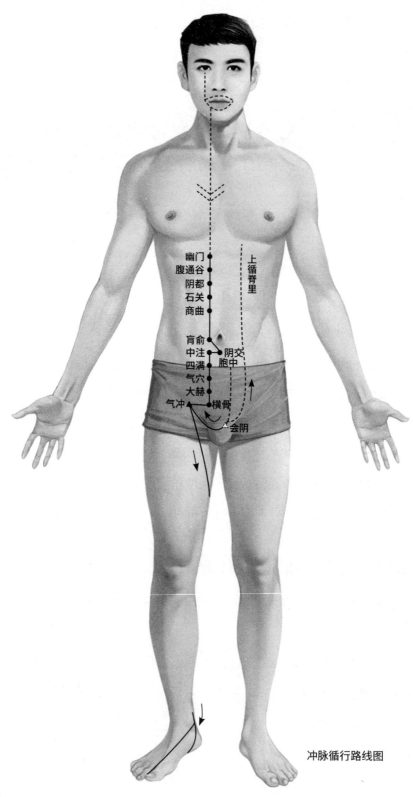

幽门
腹通谷
阴都
石关
商曲
上循脊里
肓俞
中注　阴交
四满　胞中
气穴
大赫
气冲　横骨
会阴

冲脉循行路线图

因此，男性的冲脉作用之一是去长胡须了。女性因为每个月有月经，底下有漏血，所以血不会冲到这里来。而当你看到一个女孩子长胡子的时候，可以断定她没有月经。而且很多闭经的人会开始长小胡须。为什么太监没有胡须？因为人工阉割把他的冲脉斩断了。所以，喉结、胡须都没有。

我们观察一个男人有没有阳刚之气，从这几点去观察，"肾气平均"，这时的表现叫"筋骨劲强"。北京人说这个人劲劲的，什么意思？有节奏、有弹性。

筋就是我们发力的肌腱、韧带，它是连接骨骼和肌肉的。它的弹性好，你发的力就强；弹性差，就发不了力，叫"痿"，还会出现脆、僵、硬的感觉。

二十四岁的男性，筋是很有弹性的。这时，吃饭狼吞虎咽没事，因为弹性限度大。你塞进去这么多食物，脾胃依然可以消化得动。

二十四岁是男性生长发育的最佳年龄。就像我们说女性二十一岁最美一样，到这个年龄，男人的阳刚之气显露无遗。

曾经，为了有男人的味道，我的几个外国学生约会之前都会拿 T 恤衫在腋窝下擦一擦。

健康的男人会有健康的味道，病态的男人会有病态的味道。不怕没味，就怕有怪味。

二十四岁的男人"真牙生而长极"，长智齿了。"长极"就是发育到了顶点，不长个儿了。我上北京中医学院，十八岁上大学，二十四岁毕业。

那会儿真是生机勃勃、意气风发。从生理到心理，都处于一种想干事、碰到难题越多越好的心理状态。反过来讲，如果心智发育不全，到这个年龄，筋骨也不会有劲，都是一副拎不起来的样子。

到了二十四岁这个年龄，如果有人出现了冲脉不盛，胡须很稀薄，或者没有正常生育能力的一个主要原因，是他们自己把胃搞坏了。冲脉沿着腹部正中线两侧往上冲，胃就在肚脐和胸骨的中间，一摸上去是冰凉的，而且是满的，证明这儿堵住了。

我是怎么发现这个问题的呢？有些人找我治胃病，在胃病慢慢好转的过程中，老婆怀孕了。我说这挺好，买一送一。

为什么？在治胃病的过程中，把他的冲脉疏通了。另外我发现，患者在治胃病过程中，胡须会逐渐多起来。原来稀稀拉拉几根，现在一两天就得刮一次。

* 真正补肾的是能繁衍后代的种子，以及坚果

一说到补肾、益肾，很多人脑子里就想到两个字——壮阳，其实，这是两个概念。

一说男人功能不行，就说肾虚；一说肾虚，就说补肾。我们之所以讲《黄帝内经》，就是找到中医的本，找到它的根，听听黄帝、岐伯是怎么说的，我们再去怎么做。

其实，所谓补益肾气的药，也不是药。中医的理论叫"五谷为养"，只要有繁衍后代能力的种子，都有补益精气的作用。

现代人都吃菜、吃肉、喝酒，不吃主食，这就不是在补肾。

另外，比草本植物的种子更有效的是乔木、灌木的果实。植物真正最宝贵的东西，都包裹在坚硬的壳里，不让你吃，比如，坚果，所以补益肾气最好的东西是坚果，还有核桃，比核桃更好的是胡桃。请记住，越难让你吃到的东西（种子、果实），补益效果越好。

注意，别去吃没有经过发酵的豆子，不好消化。

核桃不要生吃，生吃各类坚果容易导致腹泻，所以很多坚果、果仁用来治疗老年人的便秘。

核桃怎么吃？有人说，这不是废话吗？怎么吃？生着吃，还是熟着吃？

* 吃坚果想补肾、补脑，一定要吃熟的

我说一个理论供大家参考，**吃坚果想补肾、补脑，一定要吃熟的。烤熟、炒熟、煮熟都可以，只要它是熟的。**熟了以后，能更好地被你消化、吸收、利用。这是第一点。

另外，**判断一个东西对你有没有好处，你就想想吃它的时候，感觉香不香，你吃它香，就证明你能把它干掉；你吃它没感觉，甚至吃了很难受，那就是它把你干掉了。**

还要注意，任何坚果都有保护膜——坚果表面上的那层薄膜。如果吃它，你的上牙床那层皮就容易被腐蚀掉，它对口腔和胃都有严重的腐蚀作用。这是人家生物进化自我保护的一个方法。

比如，怎么吃核桃？一定要先把它弄熟，再把内皮剥掉。当你把核

桃煮熟后，拿冷水激一下，热胀冷缩，皮和肉分离，拿牙签一挑皮就下来了。

第三个要注意，吃坚果的时候，一定要撒点儿盐，不要多，有点儿咸味就行，千万不能放糖。

我们现在卖的琥珀桃仁是错的。真正你到乡下吃的那个桃仁，都是剥了皮的，白核桃仁煮熟了，撒点儿盐，弄一把小香椿苗一吃，很香。这是补肾的方法，也是益肾的方法。所以，家里不论有尿床的孩子，还是缺少阳刚之气的少年，想给他补肾、益肾，按我的方法去做。

另外，季节最养肾的是冬天，昼夜最养肾的是晚上，整天熬夜就是在透支肾精。

4.三十二岁，男子不往高长了，而是往粗、壮、横长——"四八，筋骨隆盛，肌肉满壮"

*肌肉鼓起来、紧绷着的状态叫"隆起"；"盛"是骨头里充满了骨髓

男人真正发育到生理的顶峰是什么时候呢？四八三十二岁，"筋骨隆盛，肌肉满壮"。这时他也不往高长了，而是往粗、壮、横长，所以他会"筋骨隆盛，肌肉满壮"。

你弯曲胳膊的时候，肌肉鼓起来、紧绷着的状态叫"隆起"；"盛"是骨头里充满了骨髓，也就是精髓。此时，男子的表现是整个身体的物质基础积攒到了极点。

在三十二岁之前，你吃的东西是填，往里面填得多、漏得少；过了三十二岁，你同样也在吃东西，但是消耗得多、补充得少，人的骨髓慢慢会越来越有空隙。

*肌和肉有什么区别？什么叫"满"？什么叫"壮"？

什么是"肌肉满壮"呢？肌和肉有什么区别？什么叫"肉"？就是那坨肉。北京人说"你这人开车真肉""你怎么那么肉"，意思是说他不发力、不干脆、不果断。

当肌肉处于放松、松弛状态的时候，我们管它叫"肉"；当它紧绷发力的时候，叫"肌"。所以，尽管是同一个东西，它处于不同的状态，就有不同的名字来形容。

"肌肉满壮"是什么意思？首先你要满，得有那个物质基础。看一个人有没有肉，很简单，我们把两只手一并，看合谷穴是不是满的，甚至鼓起来。如果没有肌肉的话，这里是平的，还有的人是凹进去的。如果是那样的话，你就达不到"肌肉满壮"。所谓"满"，首先有一坨肉在那儿。

什么叫"壮"？就是说该发力的时候，它能壮起来。现在的人存在的病态是什么？要么没有肉，是一种很消瘦、凹陷的状态。还有一种情况是什么？有了肉发不出力，我们说这个面瓜，这个肉头，空有一堆组织在那，没有气过去。

还有一种病态——全是肌没有肉，比如，健美运动员，浑身全是条肌。我治疗过这样的运动员，他们的身体很弱。因为他们想练成这样，必须吃一些药物，燃烧脂肪，去长肌肉。中医称这种肌肉为"死肉"，就是说肌是发力的，但发力是短暂

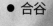
● 合谷

的，发完力你就应该放松。他们强迫自己永远处于发力状态，所以叫"有肌无肉"。你给这些人按摩会发现，他们的身上充满了那种条索化、纤维化的东西。

我们看到现在很多办公室的白领，梗着脖子，总是处于一个姿势打电脑，长期处于一种发力姿势且不变，都把自己的肉变成了肌，最后变成一身的死肉，产生一身的病痛。

当你在放松的状态下，你的气是很容易过去的，血也容易过去；当你在紧绷的状态下，气血就被阻滞了。长此以往，就会形成局部的肌肉或组织的僵硬，或者是坏死。

男子到了三十二岁的时候，应该精气充盈，阴阳搭配得很好。需要发力时，我有肌；需要放松时，我有肉。这是一个男人的黄金年龄。过了三十二岁，就开始走下坡路了。

5.四十岁，正是男人消耗肾精最厉害的时候——"五八，肾气衰，发堕齿槁"

*想让自己的肾不衰，你就节约用电，节能减排

究竟男人是怎么走下坡路的呢?

我们看，五八四十岁，"肾气衰，发堕齿槁"。原来是肾气实、肾气盛、肾气平均，然后，筋骨隆盛，肾气一直在往上走。这时肾气衰了，"发堕齿槁"，开始掉头发了。

原来头发还根根直立，又粗又壮，现在细得像毛一样；原来头发很浓密，出门都不用戴帽子，现在变得很稀疏了——有的人是从前面开始脱发，有的从中间开始脱发，不一而足。

再看"齿槁"，人的牙齿健康叫"齿如含贝"，它是被滋润的，甚至是闪光的状态。当一个人的牙龈得不到滋养，牙根外露，牙就不好好长。另外，牙釉质破坏，它就没有那种闪光了，特别是得不到滋润的时候，就开始变得枯槁。

有些人的牙，就会变成一片一片的小碎片，开始坏掉。三十二岁之前，叫一瓶啤酒没起子，咱还拿牙嘎巴一声，酒瓶盖下来了；过了四十岁，没带起子，嘎巴一声，牙下来了。为什么? 你怎么不知道自己到这个

年龄了呢？究其根源是什么？肾气衰了。

为什么会有这么大的变化呢？我们想想，男人从三十二岁到四十岁，上有老，下有小。中年的自己正在拼搏，正是消耗肾精最厉害的时候。如果想让自己的肾气不衰，您就节约用电，节能减排，让肾精少耗伤一些。

*大多数人都是心比天高、命比纸薄

老百姓有句话叫"三十如狼，四十如虎"，这种心火亢奋的状态如果搂不住，就很容易反过来透支自己的肾水。

孔子说："五十而知天命。"意思是五十岁之前，不知道自己能吃几碗干饭，还觉得自个儿心有多大，舞台就有多大。

其实，大多数人都是心比天高、命比纸薄。**什么叫"命"？你的生理决定了你的功能，你的生理功能决定了你的心气和想法。**

古人有"服药百裹，不如独卧"的说法，有些人吃药是一大包一大包地买。什么叫"不如独卧"？就是夫妻分床睡。

我们真的很心疼那些从三十二岁到四十岁拼命奋斗的男人们。建议他们一定要减少一些妄想，降低一下心火。

一般说人长寿能活到一百二十岁，但是一般人也就是七八十来岁，四十岁正好是转折点，是该调养、大修的年龄。

*我养生靠的是黄老哲学，不违反养生之道

说到我自己，其实，我的工作量很大，一周工作五天，有四天半都在看病。看病是个辛苦活儿，又要动脑，又要动手，因为很多患者需要扎针，所以一天下来很累。我从早晨八点起来开始看病，中午十二点吃午

饭，午休一会儿，从下午两点看到六点，一天大概要看三十个患者。

如果没有足够的体力和脑力支持，根本看不下来。很可能到最后，你被患者"看"了——来这里的人全带着一身病弱之气，人都容易受到别人的感染。

为什么很多搞心理咨询、劝别人不自杀的人最后都自杀了？他气强的时候可以影响别人，可是气弱了就要被别人影响。

怎么养生？我也年轻过，也造过，连着熬夜看世界杯。原来同学、朋友说打麻将、斗地主，一玩一个通宵。三十二岁以后我就发现，熬不动夜了，熬完通宵以后，眼睛是干的，而且一周都滋润不过来。

另外，精力、注意力完全应付不了讲课、看病。所以，我就不去瞎造了，开始日出而作，日落而息。而且平时我自己做饭，我认为从准备材料、构思做什么，到做出来，到吃，这是调动身心的过程。可现在的人衣来伸手、饭来张口，全是别人做，这样把身体吃得不健康。我的养生靠的是黄老哲学，不违反养生之道。

6.四十八岁，脸色变黑，发鬓斑白——
"六八，阳气衰竭于上，面焦，发鬓颁白"

* 原来大吃大喝、喝凉啤酒没事，现在不行了

男性到了六八四十八岁，"阳气衰竭于上，面焦，发鬓颁白"。

我们对照一下女性，女性是三十五岁"面始焦"，四十五岁"面皆焦，发始白"。男性是阳刚之体，阳气比女性旺，所以脸黑的时间比女性晚。但当他的阳气不足后，脸也会发黑、变得干枯，还有的人会出现皱纹。

我们看到很多男人在四十八岁之前就发鬓斑白了。为什么？这其实跟他的胆经有关。男人的胆气全是源于肾精，肾精足，胆子大；肾气衰，胆气弱，头发就开始白了。

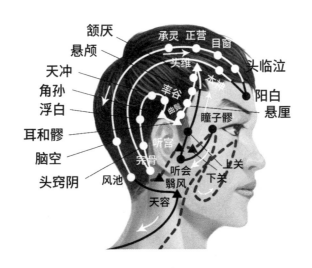

头发白还有一个原因，是受到了严重的心火的煎熬。历史上，伍子胥过昭关，一夜愁白头。临床上，我就见过真实的病例——儿子出车祸，老太太知道后一夜睡不着，第二天头发全白了。你说她是肾精一下没了吗？不是，是心火把肾精熬干了。

男人到这个年龄，阳气开始不足了，消化功能弱了，原来大吃大喝，喝冷饮、喝凉啤酒没事，现在不行了。

* 乱吃六味地黄丸系列药会把脸吃黑

现在，我临床观察到很多人乱吃补肾药滋养自己，结果导致把脸吃黑了。比如，大家最熟知的补肾药是六味地黄丸，但如果不辨证去吃，就很容易吃出问题。

六味地黄丸里"地黄"的性质是什么？

地黄又叫"地髓"，滋补人的阴液肾精特别好，如果你出现了燥热、盗汗、狂躁、满面潮红的症状，吃六味地黄丸正好。

如果你的阳气本身就衰竭于上，脸本身就黑，再吃寒凉的六味地黄丸，最后吃成什么结果？越吃脸越黑。真正的六味地黄丸是滋补肾阴的，不是补人的阳气的。

六味地黄丸还有一个系列产品是金匮肾气丸，它的处方源于张仲景的《金匮要略》。六味地黄丸把金匮肾气丸里的两味热药减掉了，这两味热药是什么？一个是附子，一个是肉桂。

大家都煮过桂皮炖肉，肉桂和附子都是热性的，它们配合生地黄或熟地黄的寒性，正好平衡。所以，男人真要补肾的话，首先要确定自己是不是肾气虚。另外，自己的症状是偏寒还是偏热。

如果是虚的状态，而且是阳气虚，我劝你吃金匮肾气丸或桂附地黄丸。因为现在的金匮肾气丸里加了很多其他药，比如，牛膝、车前子，已经不是原来那个经方了。

六味地黄丸是滋补更年期女人的精血不足的。更年期的女人总有邪火，易激惹，一发火还特伤人，伤完人自己还特委屈。用以六味地黄丸为底方的一系列药都可以。比如，她的眼睛看不清，甚至还有一些人头晕，可以吃杞菊地黄丸；如果她伴有干咳，甚至有点儿咳血的症状，可以吃都气丸，都气丸是在六味地黄丸里加了五味子。还有些人性欲亢奋，体内有压抑不住的邪火，可以吃知柏地黄丸（知是知母，柏是黄柏）。

这一系列药都是根据六味地黄丸发展出来的方剂。真正要用的话，我建议大家不要因为它是 OTC 非处方药就随便买，一定要听大夫的指导。

之前我还介绍过七宝美髯丹，如果您的胡须白了，或者两鬓出现斑白，就应意识到自己的肾精、肾气不足了，那就应该多吃一些补益肾精、肾气的药物。

7.男子五十六岁，性功能弱了，一定不要吃催欲剂——"七八，肝气衰，筋不能动，天癸竭，精少，肾脏衰，形体皆极"

*能不能有子弹是肾的事，能不能把子弹发射出去是肝的事

男子到了七八五十六岁，出现一个明显的变化——"肝气衰，筋不能动"。

有个成语叫"肝胆相照"，肝和胆是一个系列的。肾精是水，肝胆是木。肾精虚了以后，首先影响的就是木（肝胆），长不出来了。肝开窍于目，男人到了这个年龄开始花眼，就是因为肝气衰，不能滋养眼睛。

还有些人会出现"雀盲症"。我们都知道鸟儿一到天黑就归林了不飞了。为什么不飞了？因为眼睛看不见了。很多人一到天黑也看不见了，医学术语叫"雀盲症"。中医用补肝的方法让他们开窍于目，看得见，比如，这些人应该炖点儿猪肝、羊肝吃，不要加盐；或者补充点儿维生素 A，一吃眼睛就亮了。

"筋不能动"的"筋"有两个含义，一个是连接我们骨骼、肌肉的肌腱；一个是男性的生殖器阴茎，中医称之为宗筋，男人正常的性功能是由

肝来控制的。我举过一个形象的例子，能不能有子弹是肾的事，能不能把子弹发射出去是肝的事。

到五十六岁这个年龄，男人出现的主要问题是什么？就是性功能衰弱，或者阳痿。很多人发现，到这个岁数，同房的意愿少了，甚至没了；原来撒尿可以尿到池子里，现在往自己的裤子、鞋上尿，为什么？肝气衰，筋不能动。

* 不能雄起了怎么办？

想让自己不出现这些问题，吃点儿什么来调理呢？

有人说，吃鞭能补吗？吃鞭、海马等东西有用，但不能这么简单。比如，有些人出现了"筋不能动"是自我保护——我的精不够了，体力心力都不支了，那我歇会儿。所以有些人出现阳痿是正常现象，你等他自然恢复以后，功能又正常了。我们现在不分青红皂白，你起不来了，我就强行让你起来，这是不对的，所以我们说要补要益，还是要以患者为本。

我建议大家用最平和的方法，吃什么？吃动物的蹄筋，别直接吃这鞭那鞭的，鞭太猛、太火。

最好的蹄筋是比较便宜的猪蹄筋、牛蹄筋，家里有点儿钱的炖点儿鹿蹄筋。你看鹿那个弹性，一蹦那么高，所以可以吃点儿以筋补筋的药。

* "离家千里，不食枸杞"

大家一定不要把催欲剂和补肾、补肝联系起来，很多人没有性欲，或者没有性功能，他是没有欲望；有些人是有欲望，没有功能。一定要搞清楚，他到底哪里出了问题。比如，枸杞，它不是补肾药，也不是补肝药，它是催心火催欲的药。你原来觉得对这事儿没兴趣，它突然让你觉得有兴趣。

古人有一句话,"离家千里,不食枸杞",什么意思?一个人出门在外,没带老婆,吃枸杞就容易犯错误,因为把欲火催起来了。可是现在的人把枸杞当成补肾的良药,其实它跟催欲剂差不多。

我们一定不要干这种蠢事。

* 真正泡酒不能用白酒,要用黄酒

另外,到这个年龄可以适当喝一些酒。因为酒是粮食的精华,可以入肝经。过度饮酒会伤害身体,但适当饮一些酒,能让药物或食物入肝经,缓解"肝气衰"。

如果适当泡一些药酒,效果会更好。真正泡酒不能用白酒,要用黄酒。黄酒以前没有过滤的时候酿出来比较酸,用草木灰过滤一下就不酸了。

古代用的药酒是没有经过草木灰过滤的,所以稍微有点儿酒的味,还带点儿酸。泡酒溶解出来的药的效果最好。有的人喝过藿香正气水,它就是用乙醇提取的。人已经上吐下泻了,你还让他喝水,他吸收不了,这时就需要用白酒去刺激一下。

轻度的肝气衰,就用黄酒泡一些入肝经的药材,比如,杜仲,胶性特别好。如果心气也有点儿衰,泡点儿枸杞和鹿茸或蛤蚧,这些动物蛋白在酒里溶解是最好的,用水煮会把它破坏掉。

药酒不要多喝,如果用白酒泡,每天不要超过 5 钱;用黄酒的话,普通纸杯最多半杯。喝到觉得身上有点儿微微发热,就恰到好处。但是不到这个年龄段或者肝气不衰的话,这么喝酒是火上浇油,一定要根据自己的情况来定。

8.六十四岁，男子基本上没有生育能力了——"八八，则齿发去"

* 肾精足的人，耳朵是往后抿着的

八八六十四岁是男性生殖功能的终点。经文里，把八八的一些症状挪到七八了，这是错简，你看古代文字都是刻在木简、竹简上，用牛皮筋穿成一串，冷不丁哪儿磨断、掉了，就给记成那样了。

"八八，则齿发去"，就是说男子到了八八六十四岁，很多人的头发掉得差不多了，牙也掉光了。但上面还有一句话，肾气慢慢变得枯竭了，这是导致他"齿发去，精少"的原因，最后没有精子了。

男人到了六十四岁，基本上没有生育能力了。七八的时候，他可能是没有性功能，而到了八八，则完全丧失了生育能力，因为他不能产生合格、健康的精子了。

有的人说，到了五六十岁没有性功能，还可以通过人工授精去繁育后代。在古代，到这个年龄段，功能和物质都丧失了。当然也有超乎常人的人，在六十四岁后还能生育，那是因为先天禀赋特别足，或者后天调养得特别好。

我们判断一个人的肾气足不足，可以观察一下小孩子。

肾开窍于耳，所以中国古人看耳轮的大小、肥厚，就可以判断这个人的肾精足不足。

肾精足的人耳朵是怎么长的呢？是往后抿着的。肾精不足的人听力差，所以，如果孩子长着一对招风耳，赶紧调养一下肾精，让它往后抿。这是我们中医望闻问切的一个小窍门。

* 搓耳朵、叩齿都可以补肾

男子到了八八的时候，我们要考虑到他肾气虚竭到什么程度——头发掉了，牙齿掉了？另外，我们要观察他是否出现了脑萎缩，老年痴呆的征兆，比如，远的忘不了，近的记不住；白天打瞌睡，晚上睡不着，等等。这是什么问题？其实这是严重的肾精、脑髓、骨髓不足了。

我们总是说大家要有自知之明，找到一条符合自己的养生保健的路。学习《黄帝内经》，最可贵的是能给大家指出一个大的方向。大方向不错，小的养生方法可以有所不同。

养生不一定非要等自己衰了、弱了再去养，平时的衣食住行稍微注意一下，就能达到养生的效果。

比如，每天早上起床，别猛地跳起来，赶着时间去上班。提前几分钟起来，搓搓自己的耳朵。平时我们的体温正常，耳朵是凉的。

怎么搓耳朵呢？耳朵是胎儿在母体的形状，它的头是冲下的，耳垂反而代表人的头，它也是头朝下的状态。不能从上往下搓，要从下往上搓。两手一交叉，每天早晨搓十到二十下。关键是，你要有这个意识。这么搓到老，耳聪目明，耳不聋，眼不花，是补肾的好方法。

第二，叩齿。每天早晨起来，有意识地叩叩上下的牙，意思是辛苦了，这一天你们又该干活了。其实，这是一个有意识的唤醒。

很多人突然吃凉的，或者突然吃热的，出现牙的过敏，开始牙疼，为什么？牙还没准备好，您就端上东西了。

其实，叩齿就是提前热身，告诉它们该开始活动了。这也是古代传下来的保持肾气的方法。

* 补肾大法：不论大小便，都别看手机，咬紧牙关

大家记住，不论大小便，都不要说话，也别看报纸，咬紧牙关。这个动作是固肾气的，随便在那哈着个气说话或聊天，反而是在漏气。

乾隆活了八十九岁，是古代皇帝里最长寿的一位。他有几个养生的方法供我们参考，其中一个叫"撮谷道"，谷道是肛门的雅称。就是说你有意识地把它提起来，然后放下去，因为那是受你的意识控制的。这其实是闭藏自己精气最好的方法。

很多老年人到一定岁数以后，总是尿到内裤上、鞋上或裤腿上，要不就是肛门总是不干不净的，它搂不住。如果你经常"撮谷道"，到老了也没问题。肾司二便，肾是负责大小便通畅，或者是固摄的。你把它照顾好了，其实就固了肾的一半。

现在，很多年轻人为了追求性交的长时间快感，会吃药或隐精不射，最后落下的毛病是什么？前列腺炎，有些人会出现前列腺肿瘤甚至肥大。

很多人说我射出精，就流失精气神了。其实，它遗失在过程中，不在结果上。

这些生活中点点滴滴不用花钱的小事做到了，就能很好地养生。如果我们把这些方法教给父母，比买几盒这药那药的，对他们有益得多。

读黄帝内经的智慧，成为一个走运的人。

上架建议:畅销·养生保健

ISBN 978-7-5189-7964-6

9 787518 979646 >

定价:59.90元

秉承学术 精于传播

官方网址 : www.stdp.com.cn